Psicologia do Emagrecimento

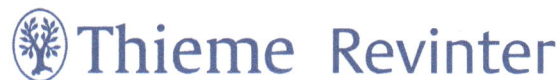

Psicologia do Emagrecimento

Terceira Edição

Maria Marta Ferreira
Psicóloga Clínica
Especialista em Neurociências
Autora do Método RAFCAL
Membro da Associação Brasileira para o Estudo da Obesidade e Síndrome Metabólica (Abeso)
Professora Universitária EAD da Pontifícia Universidade Católica do Paraná (PUC-PR Digital)
Escritora e Palestrante

Marcos Meier
Psicólogo pela Universidade Tuiuti do Paraná (UTP)
Professor de Matemática pela Universidade Federal do Paraná (UFPR)
Mestre em Educação pela UFPR
Palestrante nas Áreas de Educação e Psicologia
Membro da Equipe do Centro de Desenvolvimento Cognitivo do Paraná
Especialista na Teoria da Aprendizagem Mediada de Reuven Feuerstein

Thieme
Rio de Janeiro • Stuttgart • New York • Delhi

Dados Internacionais de Catalogação na Publicação (CIP)
(eDOC BRASIL, Belo Horizonte/MG)

F383p
    Ferreira, Maria Marta
    Psicologia do emagrecimento/Maria Marta Ferreira, Marcos Meier. – 3.ed. – Rio de Janeiro, RJ: Thieme Revinter, 2025.

    16 x 23 cm
    Inclui bibliografia.
    ISBN 978-65-5572-309-0
    eISBN 978-65-5572-310-6

    1. Emagrecimento – Aspectos psicológicos. 2. Comportamento – Modificação. I. Meier, Marcos. II. Título.

                             CDD 613.25019

Elaborado por Maurício Amormino Júnior – CRB6/2422

Contato com o autor:
Maria Marta Ferreira
mariamarta@pscicobela.com.br
www.psicobela.com.br

Marcos Meier
marcosmeier@gmail.com
www.marcosmeier.com.br

© 2025 Thieme. All rights reserved.

Thieme Revinter Publicações Ltda.
Rua do Matoso, 170
Rio de Janeiro, RJ
CEP 20270-135, Brasil
http://www.ThiemeRevinter.com.br

Thieme USA
http://www.thieme.com

Design de Capa: © Thieme
Créditos Imagem da Capa: imagem gerada por IA: Concept of healthy life environment
© Ivan/stock.adobe.com

Impresso no Brasil por Meta Brasil

5 4 3 2 1
ISBN 978-65-5572-309-0

Também disponível como eBook:
eISBN 978-65-5572-310-6

Nota: O conhecimento médico está em constante evolução. À medida que a pesquisa e a experiência clínica ampliam o nosso saber, pode ser necessário alterar os métodos de tratamento e medicação. Os autores e editores deste material consultaram fontes tidas como confiáveis, a fim de fornecer informações completas e de acordo com os padrões aceitos no momento da publicação. No entanto, em vista da possibilidade de erro humano por parte dos autores, dos editores ou da casa editorial que traz à luz este trabalho, ou ainda de alterações no conhecimento médico, nem os autores, nem os editores, nem a casa editorial, nem qualquer outra parte que se tenha envolvido na elaboração deste material garantem que as informações aqui contidas sejam totalmente precisas ou completas; tampouco se responsabilizam por quaisquer erros ou omissões ou pelos resultados obtidos em consequência do uso de tais informações. É aconselhável que os leitores confirmem em outras fontes as informações aqui contidas. Sugere-se, por exemplo, que verifiquem a bula de cada medicamento que pretendam administrar, a fim de certificar-se de que as informações contidas nesta publicação são precisas e de que não houve mudanças na dose recomendada ou nas contraindicações. Esta recomendação é especialmente importante no caso de medicamentos novos ou pouco utilizados. Alguns dos nomes de produtos, patentes e design a que nos referimos neste livro são, na verdade, marcas registradas ou nomes protegidos pela legislação referente à propriedade intelectual, ainda que nem sempre o texto faça menção específica a esse fato. Portanto, a ocorrência de um nome sem a designação de sua propriedade não deve ser interpretada como uma indicação, por parte da editora, de que ele se encontra em domínio público.

Todos os direitos reservados. Nenhuma parte desta publicação poderá ser reproduzida ou transmitida por nenhum meio, impresso, eletrônico ou mecânico, incluindo fotocópia, gravação ou qualquer outro tipo de sistema de armazenamento e transmissão de informação, sem prévia autorização por escrito.

DEDICATÓRIA

*A cada pessoa que se encontrou com o RAFCAL
como possibilidade de mudança
e para quem ainda vai se encontrar.*

APRESENTAÇÃO

Prezado leitor, nessa oportunidade de uma nova edição de Psicologia do Emagrecimento há um certo rebuliço na minha alma que desejo compartilhar contigo que escolheu ler essas linhas. Seja você um profissional da área do comportamento, alguém que deseja ou precisa emagrecer, rever sua relação com a comida ou apenas tem nesse tema uma fonte de interesse, agradeço a sua companhia.

Vinte anos desde a primeira edição, reler, observar o quanto realizamos com aprimoramentos, aprendizados, ensinamentos com o tema que propõe essa obra é mais que uma revisão, é celebração.

Diversos pensamentos disputaram a forma de condução dessa tarefa de revisão e por fim, venceu àquela em que organiza algumas observações gerais que o tempo acompanhou sobre a desafiadora temática do sobrepeso/obesidade e suas amplas redes de derivações mediando nosso olhar sobre o tema.

Em vez de corrigir algumas estatísticas descritas nos textos desde a primeira edição por exemplo, ou alterar alguns breves cenários em que ocorreram alguma mudança na nomenclatura usada ou na forma de vivenciar a situação envolvida que não invalidam o conteúdo ofertado, me pareceu mais pertinente refletir sobre como Psicologia do Emagrecimento nasceu atual e permanece necessária.

O que não significa que não devamos nessa e em todas as oportunidades de uma releitura, trazer-se a consciência, e perceber como muita coisa muda e outras tantas permanecem.

O que há 20 anos precisava de buscas por escassos *sites* especializados disponíveis na época e intensa peregrinação em livrarias e bibliotecas físicas em busca de informação confiável sobre comportamento alimentar, a internet em seu modelo atual disponibiliza de fontes confiáveis à excessos que banalizam, diluem e até deformam a informação. De tal forma que uma atenta curadoria de conteúdo é cada vez mais imprescindível.

Vivemos tempos de hiperconectividade. Muito tempo é consumido em dispositivos e ambientes digitais. São *sites* de notícias, jogos, entretenimento, redes sociais, compra e venda de produtos e ou serviços demandando e disputando a atenção do consumidor, que apesar de obter também benefícios é consumido para além do tempo, com prejuízos que se expandem para a vida em diferentes cenários.

Diversos são também os aspectos positivos relacionados aos avanços do tratamento do sobrepeso, obesidade em que a Psicologia juntamente a outras especialidades segue crescendo em contribuição. A abertura de espaço para discussões relativas à pluralidade dos corpos é um desses temas e tem levado a uma importante onda de aceitação e autorrespeito.

Mas que apesar de favorável ainda tem muito a se fortalecer e infelizmente se debruça muito mais aos cuidados com a imagem do corpo quanto a sua estética, do que aos cuidados afetivos e efetivos, como aceitação, alimentação de qualidade e descanso.

Submetendo-o ainda impiedosamente a rotinas estéticas fatigantes e outras espécies de ações alienantes.

O corpo ainda protagoniza e agoniza em muitos aspectos quando o assunto é emagrecimento.

Ao se envolver nesta leitura te convido a ativar sua razão quanto aos conhecimentos que tem buscado nessa área, sua sensibilidade quanto às experiências que o tema tem te proporcionado no cotidiano e uma visão empática e analítica quanto ao que está acontecendo no mundo ao redor de todos nós e também dentro da gente.

PESO – O Capítulo 1 discorre sobre "o peso do peso", que muitas pessoas padecem e sobre como precisam de mudança em seu estilo de vida, acompanhamento profissional em diversas áreas e precisam também: compreender a própria obesidade, aceitá-la para então modificá-la. E como o suporte psicológico bem direcionado, pode efetivamente ajudar.

HÁ LÓGICA NA OBESIDADE – O Capítulo 2 vai descortinando "o efeito colateral do não saber". Sim o inconsciente pode cumprir regras que não fazem sentido se não soubermos como acolher e como lidar com o que sentimos.

A pessoa é vítima da própria sabotagem, ou na verdade aprendeu a cultivar maus hábitos que esperam por novas soluções? Ou seria ambos?

Conhecer a pessoa que adoece é tão essencial quanto conhecer a doença que acomete a pessoa, somente assim o tratamento atingirá a profundidade e o êxito necessários. Por isso esse capítulo aprofunda a relação da emoção com o comportamento alimentar, trazendo uma visão essencial sobre a potência das emoções e sentimentos presentes vivenciados por muitas pessoas no cenário do sobrepeso/obesidade.

Termos que você possivelmente ouve com frequência como o comer emocional, comer transtornado, até a compulsão alimentar e transtornos alimentares, tem correlação com essa realidade emocional em medidas e perspectivas particulares. Justifica essencialmente a ação da psicologia e da psiquiatria nesse cenário, bem como estimulou e aproximou outras áreas como a nutrição comportamental das práticas nesse contexto.

Embora amplamente entendido e combatido que os excessos na rigidez das dietas proibitivas, idealizadas, radicais alimentam disfunções importantes no comportamento alimentar em busca de pesos e corpos ideais, elas resistem, ganham outros nomes, novas fórmulas e se perpetuam em sua toxicidade em busca da "magreza perfeita".

Na trilha pela magreza vamos encontrar os "remédios" para essa finalidade. Desatualizados termos como "inibidores de apetite" são escassamente utilizados na atualidade, quiçá banidos. Mas a temática sobre fármacos no tratamento do sobrepeso/obesidade é sempre atual.

A discussão recente abre caminho para novos fármacos com aplicabilidade no emagrecimento e não dissipam suas nuvens de controvérsias. Como é o caso da Semaglutida (princípio ativo e outros semelhantes), aprovado pela Anvisa para o tratamento da diabetes tipo 2, usado com bons resultados na perda de peso.

Aclamados e ou rechaçados por alguns tantos e adotados com cautela por outros. Os fármacos seguem com relevância no tratamento de alguns tipos de obesidade, num contexto que deve ser avaliado e acompanhado pela equipe médica e multiprofissional no tratamento responsável das obesidades.

O tema medicamentos está para além da especificidade, emagrecer. Outras substâncias como as psiquiátricas, são partes integrantes dos tratamentos que acolhem e conduzem questões relativas as disfunções de humor, transtornos de personalidade que interferem na saúde mental e que devem receber atenção especializada no tratamento.

Favoravelmente também vai ganhando mais potência a importância de se saber mais sobre si mesmo. O autoconhecimento está em alta, para se compreender a relação com a alimentação, com o corpo, para que se ressignifique o padrão dessa relação. Sim, o autoconhecimento é um bom e indispensável "remédio" para a vida. E isso a Psicologia é mestre em fazer bem.

INTRODUÇÃO AO RAFCAL – Capítulo 3 e REEDUCAÇÃO AFETO-COGNITIVA DO COMPORTAMENTO ALIMENTAR – Capítulo 5 – Moldado, aplicado e constantemente desenvolvido nesses mais de 20 anos em que foi idealizado, o método é alicerçado sobre 02 pilares: Cognitivo, que aborda as questões relativas a bagagem que o paciente traz consigo sobre sua experiência com o sobrepeso/obesidade e o pilar afetivo, que são suas questões referentes a complexidade psicológica de cada indivíduo.

O RAFCAL, base de diversas das minhas próprias pesquisas e aprimoramentos na vivência clínica, passou por diversas ondas, tendo os estudos de suas estratégias testados em Universidades, partilhados em cursos de capacitação para profissionais da psicologia e nutrição, e referência para outras obras na área.

Desde o final dos anos 1990, o surgimento do RAFCAL se debruça sobre a questão do saber, cognitivo ao afetivo no cenário do emagrecimento/sobrepeso/obesidade. Se há um efeito colateral do "não saber" que sublinhamos no Capítulo 2, há também "um saber que não se converte em fazer" mesmo havendo tanta informação, conhecimentos, consequências e possibilidades. Essa questão originária do RAFCAL segue sendo primordial.

Por que apesar de tanta informação (atualmente, mais ainda) as pessoas continuam sofrendo com as dores do corpo e da alma quanto ao sobrepeso, obesidade? Por que o saber não é suficiente parta mantê-las magras?

Psicologia do Emagrecimento percorre essa trilha e ajuda a entender essa questão e já desde o princípio propõe possibilidades e entendimentos para reduzir algumas de suas lacunas.

No RAFCAL, ocorre um aprender a se conduzir no mundo". No "mundo" do comportamento alimentar e "no mundo" da própria subjetividade, e isso é parte da estrutura do processo. Todo o método é um aprender a aprender, sobre a própria alimentação, ambiente psicológico e físico e sua influência e repercussões no comportamento global do paciente.

Por se tratar de um processo, a dinâmica de cada paciente demonstrará o tempo particular para que se alcance o necessário para a mudança. O número de sessões de psicoterapia sugeridas como ponto de partida observada desde a edição um, alonga-se no processo de construção da jornada de autoconhecimento e mudança comportamental. O tempo é o tempo de cada pessoa, não é mensurado em extensão, mas na medida do próprio entendimento e mutação.

O Método RAFCAL se apoia em um roteiro de ações que conduzem o clínico a percorrer nessa trilha temas fundamentais à clínica do comportamento alimentar e sutura tais estratégias com a mediação e a psicoterapia.

Nesses 20 anos de aplicabilidade o método foi se construindo, retificando e ratificando-se em suas ações terapêuticas. Renovando e consolidando-se, mantendo-se atual e efetivo. Os materiais de aplicabilidade são continuamente atualizados, ao mesmo tempo que preservam o essencial. É o caso da Apostila de Modificabilidade do Comportamento

Alimentar, que foi substituída por CARD´s informativos e ganhou mais dinamismo reforçado pelo manual resumido dos Princípios e Regras de Comportamento Alimentar Saudável. O que favoreceu uma melhor organização do conteúdo, favorecendo o aprendizado.

Por motivos assim, que nessa edição, optamos por extrair o material do Capítulo 7 (Modificando o Comportamento Alimentar – A teoria na Prática) e incluir um novo texto de revisão do RAFCAL e suas conexão com a Neurociência, oriundos da minha tese de especialização na área.

Essa releitura corrobora pela perspectiva da Neurociência, diversos pontos de relevância abordados no RACAL. Lições que Psicologia do Emagrecimento ilumina desde a primeira edição.

E como o propósito é renovar e contribuir mais, incluímos nessa edição Epílogo e QR Code. Para que você leitor possa acessar virtualmente atualizações e novidades do Método de forma interativa, como os CARD´S e manual supracitados. Estarão disponíveis em espaço virtual.

FATORES RELACIONADOS COM A APRENDIZAGEM E COM O POTENCIAL DE MUDANÇA DO SUJEITO – Capítulo 4. Entremeando os capítulos três e cinco já comentados, o Capítulo 4 é fértil na ligação dos pilares cognitivo e afetivo do RAFCAL, com seu objetivo de diminuir a distância entre o que se sabe e o que se faz. É a ponte que ofertará ao psicoterapeuta e paciente atitudes transformadoras.

Um diferencial de abordagem que se mantém mais atual e necessário ainda, com as mudanças relacionais sofridas nas atuações profissionais e modos de consumo, que comentarei mais à frente.

Os Doze critérios de mediação, são articulados com características próprias do comportamento alimentar, aprofundando a interação do clínico e paciente.

Princípios e regras fundamentais da mediação e da Psicoterapia, explanados em Psicologia do Emagrecimento desde a edição um, seguem atemporais, demonstrando sua relevância ao transcender essa obra, corroborando-se na experiência de pacientes e psicoterapeutas.

TERAPÊUTICA PSICOLÓGICA – Capítulo 6 – Dentre as muitas mudanças no decorrer desses 20 anos desde a primeira edição de Psicologia do Emagrecimento (sem esquecer a segunda edição de 2012), talvez as impressões sobre atualidades em psicoterapia ganhem em destaque.

Se há vinte anos foi preciso intensificar naquela edição as explicações sobre a relevância da psicoterapia para um auxílio mitigador de preconceitos, atualmente estar com a terapia em dia é fonte de orgulho para muitos e até de postagens nas redes sociais. Felizmente é realidade também nos bastidores.

A compreensão da importância da saúde mental tem sido crescente e suas consequências positivas corroboradas.

Com o advento da pandemia de Covid-19 em meio a perdas avassaladoras, expandiu-se a compreensão da necessidade de acolher e ampliar o desenvolvimento em saúde mental. Ampliou-se a disponibilidade, popularizando a realização da Psicoterapia *on-line* o que favoreceu demasiadamente o alcance das pessoas à Psicoterapia de quaisquer lugares. Um salto em alcance e favorecimento da saúde mental mais acessível às pessoas.

Desde então o saldo positivo de uma maior preocupação e responsabilidade com a saúde mental permanece em desenvolvimento. A Lei 14.831/2024 em vigor, certifica empresas promotoras da Saúde Mental. Entre as suas diretrizes a implementação de programas de promoção da saúde mental, combate à discriminação e formas de assédio no ambiente de trabalho.

A campanha Janeiro Branco que alerta para maior atenção à saúde mental, idealizada pelo psicólogo mineiro Leonardo Abrahão, foi oficializada no Brasil por meio da Lei Federal 14.556/2023 que determina a realização de ações pela promoção de hábitos e ambientes saudáveis, com ênfase especial à prevenção da dependência química e suicídio.

São alguns dos valiosos esforços para serem celebrados.

Mas aspectos positivos e negativos fazem parte de toda experiência. No cenário da saúde mental não seria diferente. Observa-se desfavorável proliferação de técnicas comportamentais e métodos duvidosos, ofertando um mundo fácil e rápido do "bem-estar". Um nicho mercadológico vantajoso, cheio de oportunidades e oportunismos também.

Influenciadores digitais responsáveis por atingir com eficácia públicos-alvo específicos em temas de diferentes focos de interesse têm alcançado forte relevância no modelo mercadológico atual. Muitos competentes, outros despreparados técnica e eticamente têm infelizmente proliferado essa prática sob forte influência monetária. Perdem as pessoas e ganha o consumo.

São verdadeiras ondas de superficialização e banalização, amplamente difundidas nas redes sociais que têm promovido grande desserviço e que em consonância com as *fake News*, positividade tóxicas, discursos de ódio, linchamentos virtuais, impactam negativamente a vida de muita gente.

Mas as demandas de alta exposição não se restringem apenas a influenciadores. Sob o impacto do *marketing* digital muitos profissionais da saúde preparados, como psicólogos, médicos, nutricionistas, educadores físicos, adotam estratégias de *marketing* de influência na expectativa de um papel social mais relevante de facilitar a vida dos pacientes com geração de conteúdo, conquistar e fidelizar mais pacientes/clientes, fortalecer a própria imagem perante a comunidade e colegas, são ações comuns.

Os tempos são de excessos e com isso percebe-se condutas que podem trazer efeitos negativos na realidade dos bastidores da vida, em que o excesso de protagonismo produz idealizações de profissionais que se tornam por vezes figuras públicas inacessíveis.

Espécies de "celebridades da internet" que apresentam ao seu público a própria vida exposta como símbolo de êxito e conquistas possíveis. É a linguagem que esse tipo de *marketing* exige. Muitas vezes o cliente, paciente, consumidor, seguidor, escolhe o profissional pelo número de seguidores e a imagem construída nas redes sociais.

O pedido é "encante o cliente". Esse encantamento nem sempre se converte em saldo positivo para o cliente, gerando por meio da idealização um distanciamento, visto que a autoridade digital é por vezes posta num pedestal, e ela própria se mantem lá, com um discurso de autoelogio focando muito mais as próprias competências, qualificações do que o potencial do paciente/cliente.

Comum nesse cenário é o paciente/cliente por "provas sociais" dar testemunho da experiência vivida, tornar-se divulgador, multiplicador do trabalho do profissional a fim de que esse amplie seu êxito.

O holofote está mais no profissional do que no paciente. O protagonismo exalta mais a capacidade do profissional de impactar a vida do paciente, do que necessariamente a relevância em servir a esse outro com seu conhecimento e experiência.

Isso se estende a outras questões sobre como se conduzir na profissão, que gera pressão de desempenho em profissionais experientes, iniciantes e acadêmicos que não se adequam em muitas das características desse modelo proposto.

Sob um olhar mais pormenorizado à síntese desse comportamento, desse modelo pode cair indigesto. É importante, é necessário o reconhecimento, a valorização do profissional, seu plano de carreira, mas todo excesso desvirtua. Tem coisa invertida nisso, coisa que a desatenção, a pressa e a inversão de valores estão direcionando.

São cenários contemporâneos em consonância com a modernidade líquida descrita por Zygmunt Bauman que nos convida a refletir sobre a natureza frágil das relações sociais, econômicas, de produção e consumo, excessivamente vazias e fugazes.

Esse enfoque dispararia a escrita de muitas páginas a fim de debater essa realidade porque afeta muitos de nós. Não é o foco, mas fica o convite a atenção e reflexão.

É sabido por meio de pesquisas de diferentes e confiáveis fontes que ratificam os malefícios do mau uso das redes sociais e suas consequências nocivas.

Sintomas importantes como isolamento, transtornos de humor e ansiedade muitas vezes gerados pela necessidade de validação nas redes sociais e o constante fluxo de informações e demandas que não cessam, geram verdadeiros esgotamentos, alteração na qualidade do sono, cansaço, irritabilidade, deficiência na atenção e transtornos diversos que proliferam nesse cenário acometendo crianças, adolescentes e adultos. Um problema de saúde pública que necessita atenção e medidas efetivas.

Um motivo a mais, que pede um olhar atento sobre o Potencial de Mudança do Sujeito observados nessa obra sobre a Mediação e seus critérios de ação. E como se revelam tão essenciais no norteamento da interação, do vínculo de profissional e paciente, que conduzirão competentemente na forma e significado o processo de aprendizado e mudança.

Fato é que a tecnologia faz parte da vida de todos nós, praticamente é parte de nós. Precisamos nem denominar, nem idealizar, mas buscar educar-se para usá-la com consciência e adequação à realidade de cada um e de todos.

Usufruir dos benefícios e monitorar seus malefícios. Com autoconsciência e autorresponsabilidade, como pede uma mente madura e uma boa saúde emocional aplicada.

Afinal...

"A vida é boa e repleta de alegrias...e desafios. Cheia de amor, mas também de dor. E podemos dizer que ela nunca acontece de fato. Na verdade, ela se desenrola com o passar do tempo. É um processo. Inclui turbulência, calma, leveza, fardos, lutas, realizações, retrocessos, saltos para a frente e quedas terríveis.

(...) A vida, mesmo quando é boa, não é fácil."

Escrevem Robert Waldinger e Marc Schulz em Uma Boa Vida – Como Viver com mais significado e realização – Editora Sextante.

Nesse Capítulo, 6, que trata sobre a relevância da Psicoterapia, ratificamos que Psicologia do Emagrecimento reflete desde o início um compromisso em iluminar a psicoterapia como uma ferramenta importante para a vida e, também, no tratamento do sobrepeso/obesidade.

Nele focamos a atenção nos aspectos psicológicos da obesidade destacando a relevância de torná-los parte do tratamento, quando isso ainda estava mais para novidade. E mais novo ainda foi sistematizar um conjunto de ações e saberes que auxiliassem terapeuta e paciente a seguirem uma trilha segura e fértil em possibilidades de um aprendizado que culminasse em mais clareza e leveza em relação a lida com o corpo e a vida.

O tempo corroborou que o que era novo, permanece perene.

Maria Marta Ferreira

SUMÁRIO

1 PESO 1

2 HÁ LÓGICA NA OBESIDADE 5

3 INTRODUÇÃO AO RAFCAL 21

4 FATORES RELACIONADOS COM A APRENDIZAGEM E COM O
  POTENCIAL DE MUDANÇA DO SUJEITO 23

5 REEDUCAÇÃO AFETO-COGNITIVA DO COMPORTAMENTO ALIMENTAR – RAFCAL.......... 33

6 TERAPÊUTICA PSICOLÓGICA (PSICOTERAPIA) 45

7 CONTRIBUIÇÕES DA NEUROCIÊNCIA PARA SAÚDE RAFCAL
  (REEDUCAÇÃO AFETO-COGNITIVA DO COMPORTAMENTO ALIMENTAR) 65

EPÍLOGO 75

REFERÊNCIAS 79

ÍNDICE REMISSIVO 81

Psicologia do Emagrecimento

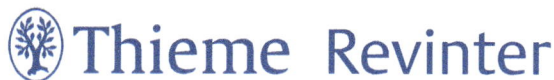

PESO

CAPÍTULO 1

Segundo o dicionário (Fernandes; Luft; Guimarães, 1998), peso é tudo o que faz pressão, o que incomoda, cansa, fadiga, oprime. Peso significa ônus, encargo. É ainda a moeda de várias nações hispano-americanas. Portanto, representa também importância.

Quando nos sentimos tristes, costumamos nos referir ao sofrimento como sendo "um peso". O trabalho muitas vezes "é um peso", o relacionamento desgastado "é um peso". A obesidade, como um sintoma, é provável que seja **um peso** em sua vida.

Pensando no peso como um efeito, não poderemos excluir os fatores causais. Se o peso é efeito, consequência, onde estariam suas causas?

A médica endocrinologista Terezinha Belmonte (1986) comenta que a obesidade parece ser um sintoma mais do que uma doença. Segundo essa autora, a definição mais atual para obesidade é que se constitui de um grupo heterogêneo de desordens relacionadas, talvez mais bem considerada como "as obesidades".

Segundo Terezinha, raramente, talvez em apenas 5% dos casos, uma etiologia (causa) para "as obesidades" pode ser identificada. Na maioria das vezes, a obesidade não tem uma causa determinada, sendo classificada como "obesidade de etiologia não conhecida".

Atualmente, com o crescente interesse por esse tema, as diversas ramificações da ciência da saúde têm intensificado as pesquisas em busca de novas descobertas que venham auxiliar o tratamento.

Mas, ainda, há muito que percorrer. O termo "não conhecida" faz do tratamento da obesidade uma tarefa difícil, complexa, pois cada caso carrega em si sua particularidade. Não podemos perder de vista a individualidade. Cada pessoa tem uma história de vida, e seu peso está impresso nela.

Você é um ser biológico, psicológico, sociológico e espiritual. Cada um desses aspectos, por si, proporciona um universo gigantesco para se percorrer. Tratar apenas as questões fisiológicas implica negligenciar aspectos fundamentais da sua vida, atender apenas parcialmente às suas necessidades. Assim como apenas fazer referência às implicações afetivo-emocionais na obesidade, sem abordá-las com objetividade e profundidade, torna-se pouco produtivo.

Alimentar-se é uma necessidade fisiológica, mas, enquanto seres complexos e integrados, essa ação envolve todo nosso ser. Nosso organismo funciona de maneira interligada, todos os sistemas são interdependentes. O ato de comer, por exemplo, envolve todos os órgãos do sentido: visão (a beleza dos pratos nos faz "comer com os olhos"), audição (o barulho do crocante esfarelando em nossa boca), olfato (o cheiro do alimento sendo preparado), paladar (o sabor doce, azedo, salgado) e tato (sentimos a maciez da massa no pinçar dos dedos).

Mas vai além disso, vai além da função fisiológica – comer para saciar a fome, nutrir-se. Tem função social – comemos para festejar. Tem função psicológica – comemos para anestesiar nossas emoções desagradáveis, ou para nos dar prazer. Tem função espiritual – os cristãos "comem" o "Corpo de Cristo e bebem o Seu Sangue" para estar em comunhão com Deus.

É por fatores como esses que você e muitas outras pessoas não conseguem emagrecer e manter-se magras, adotar de maneira estável a dieta e os exercícios. Porque emagrecer não é somente controle alimentar, é controle de emoções, de impulsos, de sentimentos. É busca de equilíbrio e maturidade emocional.

Recebo[1] no consultório pessoas que estão cansadas, fatigadas de "carregar seu peso", que se sentem impotentes frente aos seus impulsos alimentares. Pessoas que se reconhecem Ph.D. em dietas, já experimentaram todos os tipos possíveis, tomaram fórmulas, emagreceram, mas não conseguiram manter-se magras, "não conseguiram livrar-se do seu peso". Pessoas que não reconhecem seus corpos como seus, pessoas que só conseguiram experimentar a liberdade no período em que estiveram magras. Pessoas obesas que "se veem" esbeltas, e esbeltas que "se veem obesas".

Isso é sofrimento contido na subjetividade de cada um. É preciso falar disso, mas não fomos educados para tal. Participantes de uma sociedade capitalista e objetiva, só conseguimos falar do que é palpável, mensurável. Assim, o peso adquire importância, garante uma razão concreta para que você explique sua dor!

A obesidade é uma doença, segundo a OMS (Organização Mundial da Saúde). É preciso separar a obesidade da pessoa obesa, não podemos generalizar. Vê-los apenas como cardiopatas, hipertensos, glutões amplia desnecessariamente seu sofrimento, que já é grande. Há uma questão social que se expressa muitas vezes por dificuldades em conseguir trabalho, um preconceito que os obesos precisam enfrentar. Há alertas por todo lado de que a obesidade leva à morte, mas é preciso que se diga que o peso que os obesos carregam também "os mata" subjetivamente. Mata sua vontade de se relacionar com as pessoas, de fazer sexo, de dançar, de viver.

"Uma pesquisa realizada recentemente na Unifesp mostrou que 80% dos jovens acima do peso apresentavam sintomas de depressão, contra 21,7% daqueles que tinham peso normal. Crianças obesas têm mais vergonha de si mesmas e estão mais sujeitas a gozações por parte de seus colegas".[2]

É por tudo isso que o peso é demasiado grande para carregarem sozinhos, porque estão cansados de lutar como "pesos-pesados" e serem sempre nocauteados. Estão pagando o preço que a obesidade cobra, ou pagando com a obesidade o ônus que não aprenderam a pagar em outra moeda.

Essas pessoas precisam de dietas, acompanhamento médico adequado e programas de exercícios. Mas precisam, também, aprender a compreender sua obesidade para aceitá-la e modificá-la. Necessitam de apoio psicológico bem direcionado.

Por essas razões, este livro fala de ajuda, de educação. Não de uma educação apenas cognitiva, intelectual, mas também afetiva e emocional. Precisamos compreender que, para transformar em atitudes, em ações efetivas, aquilo que lemos, necessitamos compreender e desenvolver alguns aspectos que facilitem esse processo. Nem sempre é possível transformar um saber num fazer. Para se conseguir isso, é preciso aprendizagem afetiva. No campo

---
[1]As experiências citadas com pacientes referem-se à prática clínica da autora.
[2]Superinteressante – Edição 182 – novembro de 2002.

do emocional, "querer não é poder". Por isso não basta dizer: "só é gordo quem quer". Não temos tudo o que queremos porque não podemos ter tudo o que queremos. Há um abismo entre o saber e o fazer. É por isso que você faz coisas mesmo sabendo que não devia, mesmo sabendo que isso é contrário ao que quer, como, por exemplo, comer em excesso.

O psicólogo Daniel Goleman, que escreveu sobre inteligência emocional, destaca que temos dois cérebros: um emocional e um racional, e que nosso desempenho na vida é determinado pela interação dos dois. A abordagem de Goleman nos ajuda a compreender a complementaridade, a estabelecer o equilíbrio entre a inteligência emocional e a racional, a harmonizar "cabeça e coração". E acrescentaríamos: "harmonizar corpo e emoção".

Indubitavelmente, você que está com sobrepeso/obesidade já experimentou incontáveis dietas na tentativa de livrar-se do seu peso. Se você está insatisfeito com o seu corpo, é natural que busque alternativas para emagrecer. Essa busca é que faz de você alguém interessado em seu objetivo, embora muitas vezes não comprometido. É provável que você desanime, às vezes, mas desanimar é diferente de desistir. Desânimo é um sentimento, um estado de espírito, desistência é um comportamento de renúncia a um objetivo.

Emocionalmente, é imprescindível aprender a diferença entre pensamentos, sentimentos e reações.

É bem provável que você conheça o certo e o errado da alimentação, que você possua vastas informações sobre alimentação balanceada. Você fez dieta e emagreceu, mas por que não conseguiu se manter magro? Porque emagrecer não é apenas uma questão de "fechar a boca", como muitas vezes indiscriminadamente ouvimos. Emagrecer é um processo que envolve o físico e o emocional. Além de seguir uma dieta adequada e fazer exercícios, é preciso também "reeducar nossos afetos".

As pessoas que se alimentam de maneira compulsiva encontram dificuldade em reconhecer suas emoções e sentimentos, não conseguem fazer contato com eles ou expressá-los. Apenas os percebem como um mal-estar generalizado ou uma sensação difusa de desprazer. Trata-se, na verdade, de complexas inquietações que as habitam, "emoções proibidas" que, por não serem reveladas, traduzem-se em busca de alimento e, consequentemente, em excesso de peso.

Tenho percebido no consultório que é comum pessoas com compulsão alimentar apresentarem histórico de dificuldades financeiras que as levaram a passar carência de alimento e constantes privações: "coma apenas um pedaço, o seu irmão também precisa comer, aproveite tudo que tem no prato, amanhã não sabemos se teremos o que comer". Situações como essas podem levar adultos atualmente abastados, mas que na infância passaram por privação alimentar, a agir emocionalmente de forma compensatória. Em qualquer uma dessas situações, normalmente as motivações estão inconscientes, "aparecendo" como problema apenas a gordura, que é produto final, e não causa.

Por razões como essas, pensar no peso como uma mensagem permite-nos ir além, ultrapassar conceitos preestabelecidos, compreender significados. Precisamos aprender a "ler a mensagem que nosso corpo e nosso cérebro emitem", pois nosso peso não é apenas uma carga que temos que carregar, é uma consequência do nosso estilo de vida, do que somos, de como pensamos e agimos.

Para emagrecer é preciso "atravessar a ponte", a que distancia o saber do fazer, aprender a traduzir o discurso de seu corpo, decodificar a linguagem relativa ao seu peso e atentar para os sinais que suas emoções emitem. Agindo assim, é pouco provável que fique onde está, pois estará conquistando autonomia emocional.

HÁ LÓGICA NA OBESIDADE

CAPÍTULO 2

Observamos no capítulo anterior que a obesidade pode ser caracterizada como um "grupo heterogêneo de desordens relacionadas". Mencionamos também a subjetividade contida na obesidade, pois acreditamos que as desordens emocionais e afetivas compõem esse grupo heterogêneo. Ou seja, entendemos que as dificuldades na relação com a comida também apontam para dificuldades ou disfunções afetivo-emocionais, que precisam deixar de ser apenas observadas e passar a ser tratadas com a atenção que exigem, em virtude do importante papel que desempenham.

Retomemos a obesidade como uma doença multifatorial, abordando a partir de uma perspectiva psicossomática, isto é, dentro de uma visão que procura explicar o patológico (a doença) pelo princípio holístico, considerando o ser humano como um organismo total.

Em uma visão psicossomática, a doença é um desequilíbrio interno provocado por um desequilíbrio vivencial, uma maneira que o psiquismo encontra para adaptar-se a uma realidade adversa. Assim, a doença pode ser expressão de nossa infelicidade. Um escudo para fazer frente às adversidades do viver.

Há, na psicologia clínica, uma técnica muito útil para auxiliar na abordagem dos aspectos não declarados do desejo: "o exercício da fantasia dirigida", que utilizo no consultório. Solicito ao paciente que imagine que o seu objetivo de emagrecer foi alcançado num "passe de mágica". Agora ele é magro e, sendo magro, o que vai fazer?

Esse exercício é significativo porque demonstra que o peso, a obesidade, ou a doença sugerem, de fato, um escudo com o qual o paciente "se protege" da confrontação com alguns problemas que considera dolorosos demais ou mesmo intransponíveis.

É importante salientar que esse movimento não é consciente. Nessa situação o **eu** é iludido, e esse processo tramita pelas vias do inconsciente. O paciente não tem consciência, não se autopercebe em sua autoproteção.

Esse mecanismo de defesa é válido se pensarmos que, quando uma pessoa sofre um ataque de compulsão, a frustração, a recriminação e a culpa posteriores ao ato são tão intensas que as absorvem totalmente. Assim, já não se lembram mais do motivo que originou a crise. Estão "desconectadas" (inconscientes) da base do problema. Lembram tão somente que estão gordas e do seu desejo de livrar-se da gordura. Embora essa defesa seja válida, não resolve a situação.

Eis a resposta de uma paciente com quem utilizei a técnica da fantasia dirigida: "Ah! Eu perdendo peso, dou um jeito em minha vida". Há um pensamento mágico de que, ao emagrecer, "tudo será simples!"

No entanto, é preciso aprender que, independentemente de você estar gordo ou magro, se o seu motivo real for, por exemplo, insegurança nos relacionamentos, ou medo da competição, baixa autoestima, você continuará com esse problema.

Há uma realidade parcial em que figura que você precisa perder peso, portanto, perder peso é o seu problema. Sendo assim, ao emagrecer, você terá seu problema resolvido.

Hirschmann e Munter (1992) comentam que a maioria das pessoas que comem de maneira compulsiva está absolutamente certa de que seu problema é a comida e a gordura.

A clínica revela que o que acontece, muitas vezes, é que, por algum motivo, ou vários, você não se sente preparado para enfrentar as adversidades impostas pela vida, refugiando-se assim no problema da perda de peso, em que diversos problemas resumem-se a apenas um: o peso. Assim, embora seja bastante difícil resolvê-lo, parece mais simples resolver um que todos os outros juntos, afinal, "para emagrecer é só fazer dieta".

Acreditamos que seu objetivo de tornar-se magro aponta para um desvio da sua real dificuldade, assim, a "verdadeira dor" é transferida para a dor de ser gordo.

Essa é uma das razões pelas quais fica difícil permanecer magro (manter o peso), pois, quando você percebe que seus problemas não sumiram junto com o peso, e que o peso não poderá mais servir-lhe como o escudo que o protege e livra do enfrentamento dos problemas, você volta a comer. Volta a anestesiar suas emoções negativas com comida, a necessitar de seu escudo protetor novamente para mantê-lo "afastado dos problemas". Em síntese, você precisa sentir-se seguro, e a comida, por incrível que pareça, lhe devolve isso. Nesse contexto, a psicossomática entende que muitas vezes o sofrimento é decorrente da ignorância que temos a respeito de nós mesmos, ou seja, do nosso desconhecimento a respeito do que verdadeiramente nos aflige, uma espécie de "efeito colateral do não saber". Nesse sentido é necessário que, para compreendermos a doença, conheçamos primeiro a pessoa que está doente. É por isso que você precisa ser escutado e acolhido nas suas dificuldades emocionais, pois os fatores psicológicos são fortes motivadores do comportamento que manifestamos, inclusive os alimentares, por isso precisam ser observados e analisados para ser considerados na educação alimentar.

É comum ouvirmos que há sintomas psicológicos decorrentes da obesidade. Mas apenas se faz referência a eles, muitas vezes deixando-os de lado, sem atribuir-lhes o devido valor. De fato, a obesidade causa inúmeras feridas emocionais. E é importante observar que não são apenas os obesos que sofrem com os efeitos da gordura. Pessoas que estão acima do peso normal, e outras que estão com peso normal, mas têm a autoimagem deficiente, também enfrentam importantes sofrimentos em relação a seu peso.

É possível que, nesses casos, o fator obesidade como causa e o sofrimento emocional como efeito se invertam. Isso é viável se pensarmos que nenhum de nós, gordo ou magro, está isento de influências de emoções e sentimentos em nossas vidas.

Terezinha Belmonte, citada anteriormente, destaca que a terapêutica empregada por grande parte dos médicos consiste numa prescrição dietética e visita periódica de 3 a 6 meses, o que considera insuficiente. Belmonte salienta que tratar a obesidade é difícil e comenta o fato de ser muito mais fácil prescrever medicação e dieta, o que se sabe não resolve o problema integralmente.

Recentemente, uma paciente mudou-se para outra capital do país e incentivei-a para que desse continuidade ao tratamento naquela região. Passado algum tempo, escreveu-me uma carta que dizia do seu encontro com um endocrinologista: "o endocrinologista foi muito frio comigo, disse que meu emagrecimento só dependia de mim – fiquei chocada e chorei muito".

Esse exemplo felizmente não é a regra. Há ótimos profissionais atuando no mercado, e não dispenso meu paciente de visitar o endocrinologista. No entanto, esse exemplo nos chama a atenção para o que enfatiza Belmonte: emagrecer não é um processo tão simples, pelo menos para um grande número de pessoas.

Nesse sentido o envolvimento da equipe que acompanha o paciente deve ser de participação efetiva e comprometimento com o seu progresso. Naturalmente que a parcela de maior responsabilidade é do paciente, mas isso não significa necessariamente que essa responsabilidade não possa ser bem compartilhada com os profissionais que o acompanham.

Alguns pacientes se sentem desolados ao ter em mãos uma dieta e uma série de orientações que devem seguir para atingir seu objetivo de emagrecer. O que acontece, no entanto, é que declaram sentirem-se sozinhos com suas dificuldades e vontade de emagrecer. Por isso o pressuposto "intencionalidade" por parte do mediador é imprescindível (você saberá a respeito no capítulo que descreve a fundamentação do RAFCAL pela Experiência da Aprendizagem Mediada). Por causa disso, muitos abandonam a dieta e não retornam mais ao profissional consultado por vergonha de não ter conseguido emagrecer ou por medo de levar uma bronca deparando-se com sua "fraqueza". Essa é uma lacuna que, se analisarmos mais detidamente, é ruim para ambos: cliente e profissional.

É comum ocorrer prescrição medicamentosa para se alcançar o emagrecimento. Nesses casos, é importante sublinhar que o medicamento atinge o sintoma, mas não modifica a doença.

E quando o sintoma é a fome, isso se torna infinitamente mais complicado, pois não é possível eliminar esse sintoma definitivamente. O sintoma fome só é curado com comida, e comida é tudo o que se deseja evitar quando se está acima do peso, ou se tem dificuldade no controle alimentar.

Sob o efeito de fórmulas que atuam como inibidores de apetite é provável que você não sinta fome e, por isso, não coma, mas ao parar de tomá-las sentirá fome novamente. A fome é um sinal natural de que precisamos nos alimentar, não se trata de um sinal patológico que precisa ser eliminado. Não podemos esquecer que a alimentação é necessária à manutenção da vida; logo, comer é para a vida toda. Camuflar a fome é ignorar a necessidade de nutrição. Pense em quantas necessidades são ignoradas quando comemos nossos sentimentos em vez de senti-los!

Se isso acontece com você, é necessário olhar para a fome não como um sintoma a ser eliminado, mas interrogado. Se você já se alimentou conforme a prescrição dietoterápica, não sente fome fisiológica, mas vontade de comer, pergunte-se: "eu tenho fome de mais o quê?"

É importante um comentário a mais no que se refere à medicação, visto haver pacientes que têm necessidade dela, principalmente aqueles com risco de morte em decorrência da obesidade.

Nesse caso os critérios clínicos devem ser bem definidos e a relação risco/benefício apreciada com cautela. No comentário feito anteriormente, a referência é dirigida aos casos descomprometidos de uso de medicação, em que ansiolíticos e hormônios tireoidianos são utilizados indiscriminadamente, em grande parte promovendo uma muleta para o paciente controlar sua fome. No entanto, as pessoas que comem por fome psicológica, e não por fome física, não precisam estar com fome para comer. Daí, bloquear sua fome não é definitivamente uma alternativa eficaz.

Joana é o nome fictício de uma paciente que, ao iniciar o tratamento, tomava "fórmula para emagrecer" há alguns anos. Após alguns meses de tratamento, ela ainda não conseguia desvencilhar-se dos remédios. O trabalho terapêutico visou o despertar da percepção de Joana de que o remédio já não fazia com que ela emagrecesse há anos, e que os 6 kg que tinha emagrecido deviam-se exclusivamente à sua nova postura frente à alimentação e às suas emoções.

Com o decorrer do tempo Joana começou a sentir-se triste. Ao trazer o tema para o consultório, fui investigando seu estado de tristeza, até que ela revelou que, no passado, havia tomado medicação para depressão, tinha parado, porque esse não a fazia emagrecer, e optado pelas fórmulas, pois emagrecia com elas.

Meu procedimento foi encaminhar Joana para seu médico informando sobre o tratamento a que ela estava sendo submetida e solicitando que ele trocasse sua medicação, abolisse a fórmula e prescrevesse uma medicação de estabilização do humor.

Joana compreendeu bem essa ação, pois já havia se conscientizado de que a fórmula realmente não agia no sentido do emagrecimento, mas, sim, deixava-a mais "animada". O médico de Joana atendeu a solicitação e modificou a medicação. Esse procedimento simples adequou as necessidades de Joana à sua realidade, e a partir desse passo ela continuou progredindo.

Esse exemplo demonstra o quanto acompanhar o paciente "de perto" pode ser eficaz no atendimento de suas reais necessidades.

Quem experimentou o caminho das "fórmulas para emagrecimento" percebe que esse caminho é como um elástico que leva você rapidamente ao seu objetivo, mas o traz de volta com a mesma velocidade em que levou, e com um prejuízo a mais: o efeito de laceamento. A exemplo do elástico, ao ser esticado, abre espaço para mais peso.

Uma paciente de 24 anos que tomava fórmula desde a pré-adolescência, inicialmente, não apresentava problemas tireoidianos, mas contou-me tê-los adquirido pelo uso constante de fórmulas para emagrecimento, que expunham seu organismo constantemente a substâncias agressoras.

Isso é sério. Algumas pessoas precisam de algo real para justificar seu problema; essa paciente, por exemplo, tinha apenas causas psicogênicas e inadequação alimentar para sua obesidade, agora tem também causas físicas. Enquanto aguardava o exame, torcia para que algo físico fosse encontrado que justificasse sua obesidade, já que suas motivações inconscientes para a inadaptação do seu comportamento alimentar permaneciam inconscientes para ela. E embora lhe fosse revelada a possibilidade de fazer contato com essas motivações, ela optou por ignorá-las e permanecer com o "seu vazio" a ser preenchido com comida (hiperalimentação). Nem todas as pessoas estão dispostas a confrontar suas dificuldades, confiam pouco em si mesmas, não acreditam que possam conseguir. Lamentamos que não se permitam o tempo necessário para descobrir mais sobre si mesmas e para encontrarem o melhor caminho para explorar suas potencialidades. É preciso respeitar essa escolha e torcer por elas.

A questão "inibidores de apetite" sempre traz controvérsias, mas muitas pessoas ainda optam por essa "fórmula mágica", apesar dos resultados comprovadamente pouco duradouros, por acreditarem que não vão conseguir emagrecer porque precisam perder muitos quilos.

Nos tratamentos modernos, os pacientes com obesidade severa, associada a comorbidades (pressão arterial elevada etc.), que apresentam índice de massa corpórea (IMC) acima de 35 e precisam perder muito peso, não recebem indicação para consumir inibidores de apetite. Reconhece-se a dificuldade desses pacientes em emagrecer com dieta e exercícios. Provavelmente por implicações genéticas envolvidas, pois estamos falando de pessoas com mais de 100 (130, 150, 200) quilos. De fato, até mesmo porque o exercício fica inviável em virtude do impacto que o peso exerce sobre as articulações e a outras séries de restrições que a pessoa com esse grau de obesidade apresenta.

Nesses casos há indicação cirúrgica (cirurgia bariátrica – "redução do estômago") como a alternativa mais eficaz. É um método de tratamento que emprega técnicas modernas e variadas, um procedimento que exige amplo acompanhamento médico, nutricional e psicológico. É importante observar a real necessidade do paciente para proceder ao tratamento mais adequado às suas necessidades.

Essa população não representa habitualmente a clientela do RAFCAL, que apresenta IMC entre 25 e 29,99, em que o sofrimento parece ser muito menos físico e mais psíquico, em comparação com as condições de obesidade severa. A medicina vem avançando em estudos e esperamos, num futuro próximo, dispor de tratamentos cada vez mais eficazes e seguros para pacientes com hiperobesidade.

Voltemos à psicologia, que também avança e acompanha as evoluções no tratamento da obesidade.

A comida serve para preencher o "vazio no estômago" para nos nutrir. O que ocorre é que, na maioria das vezes, você come não por estar com o estômago vazio (fome fisiológica), mas por sentir um vazio que parece se localizar no estômago (fome psicológica), cuja saciação depende de outros movimentos, provavelmente desconhecidos para você. Assim você preenche o vazio psicológico fazendo uso do mecanismo de saciação fisiológico, o que é ineficaz. É assim que se reforça a manutenção do ciclo vicioso.

Uma paciente dizia-me que, quando está magra, sai à noite e sente-se preenchida quando alguém a olha, admirando-a. A pergunta é: e quando ela não está magra, o que usa para preencher essa necessidade que todos nós temos de sermos apreciados, admirados por alguém? A resposta é: "num expressivo número de vezes, o suficiente para engordar – usa comida".

O comer compulsivo, o incorporar alimento, também é uma forma de buscar coisas que nos faltam, como amor e aprovação. Viver significa aprender, e aprender significa incorporar, captar o novo, integrar. Estamos sempre à procura de alguma coisa, por isso haverá sempre "um vazio" em nós impossível de ser alimentado com comida. Um vazio estrutural que necessitamos aprender a lidar.

Sabemos que o progresso promove um campo vasto para as doenças psicossomáticas. O princípio da competitividade faz o sangue disparar nas veias, exige mais do nosso sistema nervoso, aumenta o estresse. A cultura moderna exige que sejamos competitivos, individualistas, bonitos, magros e bem-sucedidos. A luta é para ter e ser mais. Circunstâncias que levam ao medo, à frustração, promovem o fracasso, geram insegurança, fadiga e angústia.

Myra e Lopes (*apud* Serafini, 1981) observa que cada vez são maiores os avanços no domínio dos obstáculos que tornam insegura e difícil a vida humana pré-histórica. O homem dominou os males naturais e já não teme a escuridão, nem o frio, nem as feras, nem as pestes, nem tempestades. Em consequência, o homem já não morre mais de infecções, mas de desgostos, pois figuram nos primeiros lugares da mortalidade civilizada as doenças do coração, dos nervos, que como é sabido se acham predominantemente influenciadas pelas tensões emocionais.

Nesse contexto a obesidade se encaixa como doença da civilização. Pede-se ao paciente que não coma em excesso, que se controle. Paralelamente, apelos de coma surgem todo o tempo em nossa frente sob a forma de comerciais de TV, rótulos de alimentos (tipo "bom a qualquer hora") e *outdoors*. De fato, como resistir a tantos apelos para que se coma?!

Geneen (1993) Roth comenta que a preocupação com a comida faz com que o indivíduo se distraia dos problemas subjacentes da confiança e da intimidade. Para essa autora, comer é uma metáfora para a maneira como vivemos e também para a maneira como amamos.

A perspectiva da psicossomática identifica-se muito com a psicológica. Um relacionamento inadequado com a comida aponta para uma tentativa de solucionar um problema. Por certo, o que ocorre é uma camuflagem, e não propriamente uma resolução. Isso acontece porque os problemas ou conflitos "escondidos" atrás do "escudo de gordura" não são reconhecidos e, portanto, continuam insolúveis. É nesse sentido que usamos o termo anestesiar com comida as emoções desagradáveis.

O termo anestesiar significa diminuir ou suprimir a sensibilidade. Assim, o que desejamos é evitar o sentimento doloroso a que a emoção desagradável nos remete. Há uma impressão de que, se não nos desviarmos dela, ela é forte o suficiente para nos devorar.

Se possível fosse, nós a exterminaríamos, mas isso não é possível porque uma emoção, um sentimento é parte de nós, como é um fígado e um coração. Se temos problemas com esses órgãos, os arrancamos? Não, cuidamos deles, e esse deve ser o procedimento para com um sentimento ou uma emoção dolorosos.

É possível sentir o sentimento, sobreviver a ele e reconduzir a emoção por uma via mais adequada à realidade. Por mais força que tenha uma emoção, ela não tem o poder de nos liquidar, mas pode nos atrapalhar, e muito, se a deixarmos à deriva.

A condução adequada de nossas emoções está atrelada ao grau de maturidade emocional que atingimos.

Para adquirir autocontrole, precisamos suportar nossos vazios e conviver com nossas falhas. Ficar, quando tudo em nós pede para fugir.

AS EMOÇÕES – OS SENTIMENTOS – A AFETIVIDADE

Antes de iniciar este tópico, é importante fazermos uma ligeira distinção entre emoção e sentimento, para possibilitar a você uma melhor compreensão do nosso pensamento. As observações que você vai acompanhar têm como fonte o pensamento do eminente neurologista Antônio Damásio (1994).

Damásio faz uma interessante distinção entre emoção e sentimentos. Para esse autor as emoções e os sentimentos são aspectos centrais da regulação biológica. Estabelecem uma ponte entre os processos racionais e os não racionais, entre as estruturas corticais e subcorticais do cérebro.

Suas observações sobre a neurofisiologia das emoções confirmam que as emoções não são um luxo; na verdade, desempenham uma função na comunicação de significados a terceiros e podem ter também o papel de orientação cognitiva.

Uma emoção por si só atinge alguns objetivos úteis, como, por exemplo, possibilitar que um animal se esconda rapidamente de um predador (reação ao medo). Nos seres humanos o processo das emoções é mais complexo e não termina com as alterações que ocorrem no nosso corpo.

O ciclo continua e avança para o passo seguinte, que é o da sensação da emoção que acontece com a intervenção da consciência.

Se no primeiro momento a emoção já atinge seu objetivo, para que serve tomar consciência dela? A resposta é simples: serve para ampliar nossas estratégias de ação. Ou seja, além de contar com a proteção inata, você vai adquirir, a partir do conhecimento da emoção, novas possibilidades de respostas para lidar com a situação de medo, como o comportamento de prevenir-se, para não ser pego de surpresa.

Damásio classifica as emoções em primárias e secundárias. Entenda-se por primárias as emoções inatas, universais (medo, tristeza...), tendo como representante cerebral a amígdala e o cíngulo, estruturas cerebrais localizadas no sistema límbico. Embora as emoções primárias tenham significativa importância, elas não são responsáveis por todos os comportamentos emocionais, mas constituem, sim, o processo básico.

Para atender a toda sua complexidade, a rede precisa ser ampliada, visto que o sistema límbico não dá conta de abraçar todas as emoções. Para sustentar o processo, o auxílio vem das emoções secundárias, que têm como representante cerebral os córtices pré-frontais, ocorrendo uma interação entre ambas.

Para que se entenda melhor essa perspectiva de emoções primárias e secundárias, Damásio utiliza-se das fases da vida infantil e adulta. As emoções primárias são pré-organizadas, inatas, enquanto as secundárias são adquiridas com o desenrolar da vida. Na infância encontram-se as fundações iniciais, enquanto nos adultos os andaimes gradualmente vão sendo construídos sobre a fundação inicial.

A história de cada pessoa se encarrega de processar as diferenças, esboçando a maneira singular como cada um reage às emoções.

Interessante notar que a natureza não selecionou mecanismos independentes para exprimir as emoções primárias e secundárias. Limitou-se, simplesmente, a permitir que as emoções se exprimissem pelo veículo já preparado para as emoções primárias. A natureza adotou um modelo econômico.

A essência da emoção é uma coleção de mudanças no estado do corpo que são induzidas numa diversidade de órgãos por meio das células nervosas, sob o controle de um sistema cerebral dedicado, o qual responde ao conteúdo dos pensamentos relativos a um determinado acontecimento. Como visto no parágrafo anterior, cada pessoa, com base em sua história de vida, oferece respostas diferentes a diferentes fatos da vida.

Os efeitos das emoções podem ser visualizados por um observador externo, como as alterações na cor da pele (rubor ou palidez) ou da expressão facial (espanto).

Embora a etiologia da palavra emoção signifique movimento para fora, existem alterações no estado do corpo que só são percebidas pelo dono desse corpo, não aparecem externamente.

O psicólogo Daniel Goleman define emoção como um sentimento e seus pensamentos distintos, estados psicológicos e biológicos, e uma gama de tendências para agir. Destaca algumas emoções consideradas primárias, bem como suas possíveis variações. Acompanhe o quadro demonstrativo que segue:

Emoções	Variações
Ira: revolta, ressentimento, raiva, exasperação, indignação...	Tristeza: sofrimento, mágoa, desânimo, desalento, melancolia...
Medo: ansiedade, apreensão, nervosismo, preocupação...	Prazer: felicidade, alegria, alívio, contentamento...
Amor: aceitação, amizade, confiança, afinidade...	Surpresa: choque, espanto, pasmo...
Nojo: desprezo, antipatia, aversão...	Vergonha: culpa, vexame, mágoa, humilhação...

Goleman adverte que essa breve lista não resolve a caracterização da emoção e destaca combinações como o ciúme, uma variante da ira que também funde tristeza e medo, para exemplificar a complexidade da questão.

É justamente a complexidade das emoções e dos sentimentos que Damásio esclarece. Para ele é necessária uma distinção entre sentimento e emoção, visto que todas as emoções originam sentimentos, mas nem todos os sentimentos provêm de emoções. Apesar de alguns sentimentos estarem relacionados com as emoções, existem muitos que não estão.

Destacamos anteriormente que as emoções são mudanças no estado do corpo, como as causadas pelo medo. À medida que ocorrem alterações no nosso corpo, ficamos sabendo da existência desses estados. Trata-se da sensação da emoção que se torna possível em razão da intervenção da consciência (meu coração bate acelerado, porque tomei um susto – identifico: estou com medo).

O processo é simultâneo, ocorrendo atualização imediata desses estados do corpo no cérebro, através de uma viagem neural, acompanhada paralelamente por uma viagem química. Os hormônios liberados no corpo durante a emoção alcançam o cérebro por meio da corrente sanguínea e lá penetram ativamente.

Esse processo de acompanhamento contínuo dos estados do corpo, essa experiência de saber o que o corpo está fazendo enquanto pensamos sobre coisas específicas é a essência do que Damásio chama de sentimento. A essência de nos sentirmos tristes ou alegres é a percepção combinada de determinados estados corporais e de pensamentos que estejam justapostos.

Um sentimento em relação a determinado objeto baseia-se na subjetividade da percepção desse objeto, da percepção do estado corporal criado pelo objeto e da percepção das modificações que ocorrem durante o processo. Por exemplo: você chega em casa e vai até o quarto, está escuro, percebe um vulto, sai correndo e gritando pensando que tem um ladrão dentro de casa (nesse caso a pessoa já vivenciou assaltos em sua casa algumas vezes). Outra pessoa pode viver o mesmo episódio. Ao ver o vulto, aproxima-se e percebe que é o sobretudo que fazia sombra. Recorda-se de tê-lo usado no início da semana e de tê-lo deixado pendurado no cabide (nesse caso a pessoa não teve experiências de roubo em sua casa).

Uma pessoa com uma história de vida marcada por tragédias, morte, assassinato e outra sem essas experiências tendem a dar uma interpretação diferente aos acontecimentos.

Para simplificar, podemos entender as emoções como reações mais simples relacionadas com a satisfação ou insatisfação das necessidades orgânicas ligadas à necessidade de alimento, repouso e proteção. Já os sentimentos estão mais relacionados com as necessidades que surgiram das relações sociais, espirituais, culturais. Estão ligados à necessidade de reconhecimento, obediência, entre outros. Os sentimentos provavelmente são específicos do homem, que por meio deles revela seu grau de maturidade e desenvolvimento.

Em resposta àqueles que desejam manter as emoções e os sentimentos como fenômenos ocultos impossíveis de acessar ou compreender, Damásio sublinha que o fato de descobrirmos que um sentimento depende da atividade em determinado número de sistemas cerebrais específicos em interação com uma série de órgãos corporais não diminui o estatuto desse sentimento enquanto fenômeno humano. Tampouco a angústia ou a sublimidade que o amor ou a arte podem proporcionar são desvalorizados pela compreensão de alguns dos diversos processos biológicos que fazem desses sentimentos o que eles são. Pelo contrário, o maravilhamento aumenta perante os intricados mecanismos que tornam tal magia possível.

Por essas certezas é que Damásio não vê como uma atitude sensata a exclusão das emoções e dos sentimentos de qualquer concepção geral da mente, embora reconheça que seja exatamente o que ocorre com vários estudos científicos e respeitáveis, quando separam as emoções e os sentimentos dos tratamentos dos sistemas cognitivos.

Corroboramos essa afirmativa e podemos percebê-la no tratamento científico da obesidade, em que a inclusão das emoções e dos sentimentos ocorre de maneira muito superficial, restringindo-se a algumas observações sobre a existência das emoções e conselhos para lidar com elas. Damásio, ao descrever a neurobiologia dos sentimentos e emoções, comenta que os sentimentos permitem-nos mentalizar e cuidar do corpo, dar-lhe atenção e importância, dar-lhe uma mente para animá-lo. Os sentimentos nos permitem vislumbrar o que se passa na nossa carne, por isso têm um estatuto privilegiado.

As emoções e os sentimentos são entidades concretas, demonstráveis na sua relação com sistemas específicos do corpo e cérebro, não menos notáveis do que os mecanismos da visão ou da linguagem amplamente difundidos e aceitos.

A compreensão da mente humana exige a adoção de uma perspectiva do organismo, deve ser relacionada com todo o organismo que possui cérebro e corpo integrados e que se encontra em interação plena com um ambiente físico e social.

Por causa dessa irrefutável interação é que destacamos a necessidade de considerar mais ativamente as emoções em desequilíbrio presentes na obesidade. É difícil discriminar que emoções são deflagradoras ou fatores causais da obesidade, porém é possível abordar as que frequentemente visitam o setting terapêutico.

Baixa autoestima, ansiedade, pouca vivência afetiva, medo da competitividade, sentimentos de rejeição, abandono, agressividade reprimida são alguns deles. Naturalmente, cada uma dessas emoções é altamente complexa e precisa ser explorada de maneira individualizada no contexto vital de cada pessoa.

AFETIVIDADE

Antes de prosseguirmos, acrescentaremos a afetividade em nossa descrição. Trata-se de um instrumento psíquico utilizado para atribuir valor à nossa realidade. A afetividade pode ser entendida como a lente com a qual vemos o mundo. Representa os elementos do mundo psíquico (da mente) de cada um de nós.

A subjetividade é construída com os elementos triados pela afetividade, em que cada pessoa tem uma representação psíquica única, diferente, de um fato da vida, ou seja, tem a sua realidade interna, ou realidade subjetiva. De tal forma que o que importa não é o fato, mas o que para aquela pessoa ficou representado do fato.

Por exemplo: Ana é o nome fictício de uma paciente fisicamente bonita e atraente, mas que se percebe feia e gordinha. A realidade externa é que muitos a acham bonita e comentam com ela, mas Ana, em sua realidade subjetiva, não encontra justificação nos comentários feitos por terceiros. Podemos dizer que a afetividade de Ana está alterada, o que a faz ver-se feia e pouco atraente.

É comum pessoas que sofrem de obesidade terem baixa autoestima, embora isso não se reserve apenas à obesidade (abordaremos esse tema mais adiante).

Habitualmente, os sentimentos recebem as mesmas denominações das emoções. Costumamos nos referir a estados de alegria ou tristeza ora como emoções, ora como sentimentos. Embora Damásio teça essas diferenciações que nos fornecem subsídios para uma compreensão mais aprofundada, é comum vermos as pessoas comentando sentimentos como emoções e vice-versa, o que pensamos ser pouco relevante.

Também não nos preocupamos muito em realçar essa diferenciação de maneira mais intensa, por entendermos que o importante é considerá-las não conceitualmente, mas em sua essência e na prática.

CONTROLE NA REEDUCAÇÃO ALIMENTAR

Na busca de promover a reeducação alimentar, destaca-se o emagrecimento como um processo. Fala-se sobre a importância do controle alimentar.

As pessoas que sofrem de problemas com o peso se consideram descontroladas, quando na verdade são excessivamente controladas. O que melhor sabem fazer é controlar-se. O controle passa a ser o centro de suas vidas, a única saída conhecida para tentarem resolver o problema, por isso falham constantemente. O motivo é simples: é impossível o controle que desejam, o controle permanente, absoluto. O controle que desejam implica retirar de sua vida todo o sabor. A dedicação é tanta que é natural não só perder o controle sobre a comida, como sobre outros aspectos da vida, também.

Quantas vezes pensamos estar no controle da situação quando, na verdade, é a situação que nos controla? O controle excessivo aponta para uma defesa que utilizamos para nos sentirmos mais seguros.

O descontrole alimentar revela excesso de controle, na maioria das vezes em outras áreas da vida, amorosa, profissional. Traduz excessiva rigidez consigo mesmo e com os outros, alto grau de exigência pessoal, perfeccionismo exacerbado e dificuldade de adiar a satisfação do prazer. Isso denota pouco desenvolvimento da inteligência emocional.

A rigidez leva ao descontrole alimentar, funcionando como uma espécie de válvula de escape, um mecanismo de compensação. Essa defesa, mesmo que inapropriada, ainda assim é um meio de equilíbrio, o que justifica por que se controlar é tão difícil. Funciona mais ou menos como se você estivesse segurando um objeto muito pesado. Você sente que não vai aguentar por muito tempo e vai deixá-lo cair. Quando esse peso cai, ou seja, quando você cede e perde o controle, culpa a si mesmo, não ao peso excessivamente grande para ser suportado,. e isso dá vazão a muitos outros sentimentos como frustração, sentimento de fracasso, de impotência, que pesam tanto quanto ou mais que o peso que você tentava em vão sustentar por muito tempo.

Dietas muito restritivas levam ao desenvolvimento da compulsão, de descontrole alimentar. Felizmente, há na atualidade alertas quanto às dietas e ao que se tornaram: restrição, sacrifício, sofrimento.

A ABESO (Associação Brasileira para o Estudo da Obesidade e da Síndrome Metabólica) vem trabalhando nesse sentido junto aos médicos, nutricionistas, psicólogos e professores de educação física que compõem seu corpo de associados, pois está explícito que as dietas estão promovendo patologias alimentares. Isso significa que podem estar transformando pessoas saudáveis em pessoas doentes. Viver em constante estado de privação por causa de dietas restritivas leva a um estado crônico de fome e à compulsão alimentar.

Como controlá-la, então? A busca do controle excessivo, indiscriminado, fantasioso está transformando os indivíduos em pessoas bastante descontroladas. E isso representa bem o significado de descontrole, pois estão desvinculadas de suas emoções, estão à deriva, de fato perderam o controle, o equilíbrio, estão no extremo. A ponte entre as emoções e o corpo está obstruída. O fiel da balança, comprometido.

É preciso que entendamos que, para obter controle das emoções que desequilibram não apenas nossa dieta, mas principalmente nossas vidas, é necessário empreender esforços para compreendê-las. É preciso substituir o controle alimentar por administração de emoções que levam ao descontrole alimentar. Trata-se de uma ação preventiva, e possível.

Há uma mensagem em cada emoção, em cada sentimento. Tudo que aprendemos na vida é obtido por intermédio de mensagens. Nossos órgãos dos sentidos as recebem e nosso cérebro as interpreta: é frio? é quente? prazeroso ou doloroso? Comentamos que, quando comemos, todos os órgãos do sentido estão em ação, por isso sentimos prazer: o sabor, a textura, a temperatura. Esses mesmos sentidos estão em ação quando fazemos todas as outras coisas de nossas vidas, quando rimos, sonhamos, quando fazemos sexo, quando lemos, passeamos.

As pessoas que comem excessivamente me perguntam: por que é que eu como tanto, eu só penso em comer! Releia o parágrafo anterior e tente responder a si mesmo. Se o seu peso fez com que cortasse relações com diversas áreas provedoras de prazer em sua vida, como poderia libertar-se do único prazer que, por hora, está operando?

Sugiro que assista a dois filmes: Chocolate e a Festa de Babete. São filmes que conseguem demonstrar como o comer pode alimentar emoções profundas, mortas de fome em cativeiros psíquicos.

EMOÇÃO REJEITADA

No tópico anterior, falamos sobre controle. Emoções reprimidas, sufocadas, atitudes rígidas, comportamentos inflexíveis que levam ao descontrole emocional.

A raiva aparece nesse contexto como uma das emoções mais reprimidas no ser humano, acompanhada de outras como a inveja, a ambição e mais algumas que integram a lista negra das emoções. Fatores sociais e religiosos têm importante contribuição na condução dessas emoções.

A pergunta é: quem de nós não se revolta? Há situações que nos causam profunda indignação. Vejam as desigualdades sociais, por exemplo. Como é possível não ficarmos ressentidos quando sofremos uma humilhação, um descaso? Esses sentimentos evocam raiva.

Goleman (1995), em Inteligência Emocional, destaca estudos realizados em pacientes cardíacos nos quais a ira aparece como a emoção individual que mais faz mal ao coração, demonstrando que a hostilidade é muito prejudicial às pessoas. Aprender a administrar essa emoção é fundamentalmente necessário para a qualidade da nossa saúde.

Das pessoas obesas e com dificuldade alimentar que recebo no consultório, a maioria tem dificuldades em lidar com sua agressividade. Sabemos, porém, que não são somente pessoas com dificuldades relacionadas à comida que sufocam essa emoção. A maioria aprendeu, pela educação recebida, que sentir raiva é feio. Muitos sofreram impensadas ameaças por parte de seus progenitores: não bata no seu irmãozinho, que coisa feia sentir raiva!

Se sentir raiva é feio (quem quer ser feio?), torna-se natural esconder a raiva, o que não é saudável. Sentir raiva é normal, todos nós sentimos em uma circunstância ou outra, e o fato de não externalizarmos, aceitarmos ou admitirmos nosso sentimento não significa que ele desapareça.

É possível conviver com essa emoção sem provocar destruição em nossa vida; pelo contrário, essa emoção bem conduzida torna a vida ricamente criativa e produtiva. Permitir a expressão da agressividade não significa sermos violentos. A violência, sim, é o resultado da incapacidade de lidar com a agressividade. A agressividade não é um mal que temos de eliminar, é uma emoção que temos de aprender a administrar.

Encontrar escoadouros seguros para extravasar a raiva nos devolve a segurança de que toda e qualquer emoção é necessária e importante para a nossa integridade. As emoções são as cores que dão tonalidade aos fatos. São partes integrantes da vida, extraí-las nos deixariam deficientes. Para lidar com a raiva de maneira satisfatória, sem sufocá-la e sem sermos destrutivos, é preciso nos tornarmos assertivos, e assertividade é uma habilidade emocional que se aprende por meio de educação afetiva.

Uma de minhas pacientes, uma jovem que perdeu os pais ainda criança e precisou ir morar com os tios, tem dificuldade em lidar com essa emoção. Procuremos ter empatia com ela: imagine uma menina que perde a mãe, mais tarde o pai, tendo que ir viver com os tios, com primos, alguns quase de sua idade. Num contexto como esse, ser aceita é vital.

Se sentir raiva é feio, como é que alguém nessas circunstâncias pode se expressar livremente em relação a seu sentimento de raiva? Então, o que ela faz? Cala-se e passa a usar uma fachada de contínua e aparente doçura, meiguice. Porém, num dia comum, alguém na casa esquece-se de lhe repassar um recado, ela bate com força o braço na mesa e esbraveja. Mas, por um motivo tão banal, você poderia pensar.

O que precisamos sublinhar é que esse sentimento, por ser inaceito, vai sendo represado, muitas vezes é empurrado goela abaixo com chocolate ou outras guloseimas doces, para evitar a sensação amarga dessa emoção.

O que aconteceu com a jovem para que esmurrasse a mesa? Ela perdeu o controle? Sim, sua emoção raiva foi canalizada de maneira inadequada porque ainda não aprendeu a lidar com ela.

Isso nos mostra que não é possível controle absoluto sobre nossas emoções. Num momento ou em outro cedemos à pressão provocada pelo excesso de controle e extravasamos de maneira não aassertiva. Ou aprendemos a equilibrar nossas emoções ou elas sempre darão a palavra final.

A tristeza, o estado de apatia, a própria depressão estão significativamente relacionados com a repressão das emoções de agressividade. Para conseguir acesso à consciência, a raiva precisa vir disfarçada de tristeza, caso contrário seria rejeitada. A apatia causada pela tristeza mostra a força que a raiva exerce, empurrando você para baixo. Se você não usa sua energia de maneira criativa e construtiva, usará essa mesma energia em seu polo inverso, deprimindo-o num mar de tristeza ou por meio do disfarce da irritabilidade.

Muitas pessoas, para serem aceitas, amadas, aprendem que precisam ser meigas e que, para serem meigas, a emoção raiva precisa ser excluída. A raiva é uma emoção fundamental para nos mover para frente. Sem agressividade, ficaríamos apáticos diante da vida. Como sobreviveríamos? Deprimidos? Pela força da emoção que rejeitamos?

Essa mesma paciente, no decorrer do tratamento, vem aprendendo a administrar sua agressividade, permitindo-se senti-la e usufruir da energia que ela lhe proporciona.

Seu diagnóstico anterior era de transtorno bipolar, mas, mesmo sendo medicada, seu humor era muito oscilante, dias em alta, dias em baixa. Especialmente dias em baixa.

Amanda, seu nome fictício, atualmente tem conquistado modificações importantes no seu comportamento. Tem usado a energia da raiva reprimida para se exercitar. Como tem se permitido expressar sua raiva de maneira mais assertiva, já não tem sido tão compulsiva, o que lhe proporcionou perder expressivo peso corporal, emagrecendo mais de 50% da sua meta de peso. Mais que isso, Amanda conquistou mais respeito próprio e qualidade de vida e continua investindo no desenvolvimento de suas habilidades emocionais.

COMPLEXO DE PERFEIÇÃO

Ser amado é uma necessidade básica. Precisamos de amor para nascer, viver e morrer. São variáveis do amor: aceitação, amizade, confiança, afinidade, dedicação, adoração. Por todas essas qualidades é que o amor é uma emoção vital.

É grandiosa a dificuldade do obeso em aceitar seu corpo. Chegam ao consultório pessoas que olham para si mesmas, nas raras vezes em que olham no espelho, e dizem: não, essa não sou eu! Outras, ao se observarem, usam a oportunidade para criticar-se, observando com rigor as partes imperfeitas.

O que fazer numa situação como essa? Forçá-los a aceitar seu corpo se não o aceitam?

Talvez essa seja uma das tarefas mais difíceis do processo de emagrecimento e das mudanças em geral: a aceitação. Só aceitamos o que compreendemos e respeitamos como sendo o que é. Isso reforça a necessidade de compreender os motivos pelos quais você não aceita o seu corpo, ou a sua vida como está.

Uma resposta bastante simplista quanto à não aceitação do corpo seria: não o aceito porque é gordo, deformado, feio. Mas há pessoas altas, magras, que continuam não aceitando seu corpo. Envolvendo a não aceitação, há muitas emoções e sentimentos que precisam ser compreendidos, especialmente os que alicerçam a autoestima.

Mencionamos que amor também significa adoração, e talvez essa denominação seja a que atualmente mais represente o amor no que diz respeito à relação com o corpo. A sociedade adora corpos magros, os estilistas adoram corpos magros, as revistas adoram corpos magros – o corpo magro caiu em adoração.

Quando adoramos, idolatramos, o ato de adorar está relacionado à admiração que se tem pelos deuses. Parece, então, que queremos corpos divinos, e para isso muitos são capazes de atravessar infernos. Mas você pode indagar o que isso tem a ver com síndrome de perfeição?

Muito, porque na nossa história de aprendizagem há muitos fatores sociais, religiosos que nos levam a aprender que, para sermos amados, precisamos ser perfeitos!

O fato de amar seu corpo gordo ou imperfeito não significa que queira continuar com ele, que deva gostar dele, significa somente que, se não conseguir aprender sobre a aceitação em sua vida e sobre si mesmo, é pouco provável que consiga mudar e suportar, inclusive, o peso de ser magro. Pois ser magro significa apenas ser magro. Os adjetivos atribuídos, como ser feliz, aceito, admirado, ter sucesso etc., são características que precisam ser adquiridas. Isso é válido para qualquer pessoa, gorda ou magra.

A aceitação é o primeiro passo para a mudança. Reforçamos que aceitar não significa gostar, significa aceitar a realidade e suportá-la como ela é. Somente assim a mudança será possível, pois não se modifica o que não se reconhece como passível de mudança. Se não aceito o corpo que tenho, nada posso fazer para modificá-lo.

Embora sejamos seres humanos e semelhantes em muitas coisas, somos absolutamente individualizados, apreendemos a vida de maneira singular e intransferível como uma senha, que nos dá acesso a uma visão muito particular de cada experiência. E isso quem nos proporciona é a afetividade.

Muitas de minhas pacientes sofrem porque estão constantemente comparando. Olham os corpos de outras mulheres, veem perfeição neles e comparam com suas imperfeições. Nessa comparação, pensam que aquelas a quem olham certamente não têm problemas com a comida. E concluem: que bom seria ser como ela. Uma dessas pacientes comentou sentir-se muito mal fazendo essas comparações, pois acredita que, agindo dessa maneira, está competindo e que competir a faz sentir-se mal.

Vamos refletir a respeito desses conceitos e realçar diferenças que, por vezes, de tão tênues, parecem não existir, porém, provocam interpretações errôneas e deflagram sofrimento. Lembre-se de que a interpretação que cada um faz de um fato ocorre por meio da afetividade, que formata a subjetividade de cada um.

Competir é diferente de comparar, competir é sair na frente, é ganhar. Implica um vencedor e um perdedor, um melhor e um pior. Comparar é colocar lado a lado para perceber as diferenças e as semelhanças. Infelizmente, por imaturidade emocional, a comparação evidencia apenas as diferenças, despertando sentimentos de inferioridade.

Diferente não é melhor nem pior, é tão somente diferente. Porém, é necessário analisar com o paciente as interpretações e vivências que ele tem a respeito de competição. Certamente sua história de vida revelará fatos que comprometeram a saúde de sua autoestima.

Vivenciar tais situações é difícil, porque nossa sociedade instiga a competição. Os melhores são os escolhidos, e numa escolha está implícita uma rejeição, um sentimento doloroso, comparado com a ausência de amor.

Por confundirmos semelhante com igual, rejeitamos nossa condição de humanos. Aí surge um problema: ao renunciar, rejeito, tiro fora, excluo, portanto perco o controle, comprometo minha integridade e a oportunidade de agir sobre minha vida, passando então a ser vítima. E como vítima, a viver sob opressão.

Outro ponto importante com relação à rejeição refere-se à escolha. Implicitamente, no ato de escolher está o ato de renunciar. Nesse contexto, rejeitar não significa necessariamente rejeitar porque é ruim, por vezes as escolhas implicam rejeitar o que é bom. Podemos ter duas situações igualmente favoráveis, como, por exemplo, duas propostas de trabalho proporcionalmente valiosas. No entanto, teremos que optar por uma, o que não significa que a rejeitada seja ruim.

Rejeitar faz parte do critério de escolha e depende de uma série de fatores subjetivos, como, por exemplo, oportunidade de viajar, lidar com desafios novos, entre outros.

É comum associar perfeição à religião. Nas Escrituras Sagradas, em Gên. 1:26, está escrito Façamos o homem a nossa Imagem e Semelhança. No Evangelho de S. Mateus 5:48, Jesus solicita que os cristãos se tornem perfeitos como o Pai que está nos céus.

Como socialmente sofremos forte influência religiosa, essas palavras ganham poder na vida das pessoas. Lamentavelmente, entende-se perfeição de maneira equivocada, associando-se perfeição à ausência de defeitos, à impecabilidade.

Numa ocasião, através da internet, recebemos uma mensagem instrutiva a respeito de perfeição, esclarecendo que o contexto bíblico descrito no Evangelho citado origina-se da palavra grega teleios, que não tem nada a ver com o conceito absoluto de perfeição. Teleios traduz-se por maturidade, integridade, completude.

Quando dizemos a nós mesmos que precisamos ser perfeitos para sermos amados, podemos estar certos de que há mensagens errôneas impressas em nossos arquivos da vida e que nossa necessidade de perfeição esbarra numa condição inexorável: ser humano significa ser imperfeito, ou ser legitimamente teleios.

É isso que nos faz avançar para adiante em busca da maturidade, da integridade e da completude, que certamente nos será possível quando superarmos os equívocos das falsas interpretações em nossas vidas.

Equívocos dessa natureza também ocorrem em relação ao peso. Por isso, precisamos de autoconsciência para analisar nossa vida social, emocional, física, espiritual, para descobrir que nosso peso tem uma lógica, um significado, e encontrá-los nos livrará de equívocos desnecessários e sofrimentos inúteis.

EMOÇÕES, FIXADORES DA MEMÓRIA

O ato de alimentar-se pode remeter ao registro do momento em que a mãe alimenta o seu bebê, momento em que a necessidade nutricional está em ação, mas não sem interação com a nutrição afetiva, pois, além do alimento, vêm as palavras doces da mamãe: "está com fome, meu bebê, vem cá que a mamãe cuida de você!"

Assim ela o toma no colo, dá-lhe alimento, afaga seu cabelinho, o embala, segura-o sobre o peito enquanto o faz arrotar, provavelmente, ao colocá-lo no berço, dá-lhe um suave beijinho na face e ele dorme tranquilo e seguro de que suas necessidades estão sendo atendidas. Lembranças como essas ficam impressas na mente.

Estruturas cerebrais como a amígdala cerebral e o hipocampo (sistema límbico) são responsáveis por grande parte da aprendizagem e da memória do cérebro, especialmente a amígdala, especialista em questões emocionais.

A amígdala, com seu formato de amêndoa, é uma estrutura interligada que fica situada acima do tronco cerebral. Temos duas amígdalas, uma de cada lado do cérebro.

A amígdala desempenha um papel privilegiado na vida mental, atuando como uma sentinela psicológica. Atenta a cada situação, a cada percepção, ela atende às nossas necessidades mais primitivas, carrega perguntas prontas e, quando percebemos situações de risco, ela é ativada. O que está se passando: é alguma coisa que odeio, algo que me fere? Se a resposta é sim, a amígdala reage imediatamente, como se fosse um alarme de uma casa que dispara ao ser assaltada. Sua ação afeta integralmente nosso corpo por meio das mensagens que emite, e isso se dá através de descargas de substâncias necessárias para sua ação, como a noradrenalina, que ativa as áreas do cérebro tornando nossos sentidos mais alertas, deixando o cérebro de prontidão (lembre-se dos comentários que você leu no tópico emoções e sentimentos).

A extensa rede de ligações neurais da amígdala permite que durante uma emergência emocional ela assuma e dirija grande parte do cérebro, inclusive a mente racional. Isso ocorre porque a amígdala (cérebro emocional) nos lança à ação, enquanto o neocórtex (cérebro racional), mais lento, porém mais bem informado, traça um plano de reação mais elaborado, refinado.

A amígdala pode abrigar lembranças e repertórios de respostas que interpretamos sem compreender bem, simplesmente fazemos. Em decorrência de desvios neurais, a amígdala é um repositório de impressões emocionais e lembranças das quais não temos plena consciência.

Esse atalho (um pequeno feixe de neurônios) – como uma viela neural – permite que a amígdala receba alguns insumos diretos dos sentidos (visão, audição e outros órgãos sensoriais) e inicie uma resposta antes que eles sejam plenamente registrados pelo neocórtex. São caminhos neurais de sentimentos que contornam o neocórtex (o cérebro pensante).

Anatomicamente, o sistema emocional pode agir de modo independente do neocórtex. Algumas reações e lembranças emocionais podem formar-se sem que haja nenhuma participação consciente e cognitiva.

Esses sentimentos que tomam a rota direta da amígdala estão entre os mais primitivos e poderosos; esse circuito nos ajuda a entender o poder que a emoção tem de aniquilar a razão.

Seria possível um ataque de compulsão se utilizar dos mesmos mecanismos disparados no medo? Pensamos que sim, visto que a natureza adota modelo econômico, utilizando-se das mesmas estruturas para a expressão das emoções, como você pôde observar na descrição das emoções primárias e secundárias.

Seria possível uma pessoa diante de uma situação que evoca dor emocional, medo, buscar a satisfação e a segurança vivida outrora nos cuidados maternos? É possível que sim! O medo nos faz recuar, nos proteger. Por que não podemos buscar a segurança perdida, mesmo que não estejamos conscientes disso?

Isso pode explicar por que num momento de aflição, em vez de confrontar o problema, você faz a única coisa de que se lembra que lhe traz segurança, conforto e proteção: você faz uso da comida, em busca de segurança e proteção.

Podemos ser levados a pensar que, no momento da compulsão motivado por uma emoção desagradável, seu cérebro emocional está em ação, e que no momento que você para e pensa sobre o que está fazendo, o cérebro racional já recuperou o controle.

Então você sente muita raiva de ter agido assim, sente-se culpado. Mas, lembre-se: nesse caso você usou uma estratégia de segurança que foi útil em outro momento de sua vida, mas que nessa fase está disfuncional, embora você continue agindo com base em registros bastante primitivos.

Essa é uma perspectiva em que podemos nos perceber como crianças pequenas do ponto de vista emocional. Amadurecer emocionalmente nos faz procurar novas respostas, confrontar nossos medos e anseios, naturais, para encontrar respostas mais adequadas à realidade atual. Nossas emoções e afetos também precisam de reciclagem!

Ao descrevermos essa fisiologia da mente, em que se identificam desvios neurais, que propiciam que reajamos a situações sem que tomemos consciência delas, recordamos Sigmund Freud (criador da Psicanálise), que demonstrou, em sua teoria, a existência do inconsciente.

De maneira simplista, podemos entender o inconsciente descrito por Freud como um arquivo de significados, um pedaço esquecido da história do sujeito. Para Freud, a vida de todo sujeito segue uma lógica particular que pode ser entendida com a leitura desse pedaço de vida esquecida no inconsciente.

Freud conceituou que a personalidade é dividida (consciente/inconsciente). Para ele a consciência não é totalmente confiável, pois não raramente se equivoca sobre as verdadeiras razões do sujeito, enquanto o inconsciente carrega a verdade sem distorções. Daí a importância de conhecê-la.

Compreender essa história nos revelará muito de nós, o que certamente nos ajudará a confrontar de maneira mais eficaz os desafios pelos quais passamos.

Não é nossa intenção descrever sobre a teoria psicanalítica, basta mencionar que Freud desenvolveu uma vasta teoria, mais tarde revisada e complementada por J. Lacan.

Há um consistente corpo de conhecimento, desenvolvido por Freud, impossível de ser desconsiderado pelos estudiosos do comportamento.

INTRODUÇÃO AO RAFCAL

CAPÍTULO 3

A obesidade nos remete a um panorama difícil, do qual não queremos nos abster. Também nos parece insuficiente tecer comentários sobre o reconhecimento da problemática, quando o que desejamos é participar da construção das estratégias que visam transformar o desfavorável cenário em questão.

Notícias a respeito de doenças crônicas relacionadas com a obesidade são correntes em nossos meios de comunicação, como, por exemplo, as doenças coronarianas, hipertensão arterial e alguns tipos de câncer. Em decorrência disso, é necessário utilizar de forma adequada os recursos terapêuticos disponíveis.

No anseio de ampliar as possibilidades de êxito no tratamento da obesidade e das doenças relacionadas, é natural e até esperado que surjam iniciativas visando contribuir para a construção de novos caminhos que levem ao melhor atendimento das necessidades da pessoa obesa.

Temos tido informações frequentes, embora não suficientes sobre a psicoterapia, ou terapêutica psicológica, como uma importante aliada no tratamento dos que sofrem com o excesso de peso e obesidade.

Falar em aspectos psicológicos implica abordar a subjetividade, e mesmo no século XXI ainda é uma tarefa delicada, principalmente porque a história de aprendizagem de nossa cultura ocidental construiu sólidos pilares que garantem a perpetuação de suas crenças, normas e costumes. É sempre um grande desafio incutir mudanças no cotidiano de cada um de nós.

Paradoxalmente, alastra-se um universo de novas tecnologias e novidades tão fugazes que, se por um lado, se mostram sem consistência, por outro facilitam nossa capacidade de absorção do novo.

Assim, não será difícil compartilhar com você o programa que será demonstrado na sequência, por um motivo simples: é antigo o suficiente, secular até, sólido o bastante para evitar inseguranças iniciais. As novidades que lhe serão acrescidas são frutos do passo apressado da nossa evolução, que com suas efêmeras transformações carece de atualizações para atender às nossas constantes e renováveis necessidades.

A década de 1990 foi considerada a década do cérebro. Descobertas surpreendentes nos ajudaram a compreender processos neurológicos que nos pareciam enigmas indecifráveis. Os mecanismos cerebrais passaram a ser mais acessíveis à nossa compreensão, favorecendo também nosso entendimento a respeito das questões emocionais. As palavras de Antônio Damásio nos dão uma dimensão dessas descobertas: "Compreender como vemos ou falamos não desvaloriza o que é dito ou o que é visto. Compreender os mecanismos biológicos subjacentes às emoções e aos sentimentos é perfeitamente compatível com uma visão romântica do seu valor para os seres humanos".

Na última década, a decodificação do DNA trouxe benefícios à população mundial de maneira expressiva. Muitas doenças começaram a ser vencidas porque o "código genético" foi traduzido, permitindo através da sua leitura uma mensagem da "vida". Isso nos mostra que, à medida que fazemos descobertas, nos tornamos mais preparados para administrar com sucesso os desafios que a vida nos apresenta.

Uma das estratégias terapêuticas frequentemente citadas no tratamento da obesidade é a Psicoterapia Cognitivo-Comportamental. Embasada por estratégias definidas, tem sido uma importante auxiliadora na modificação de comportamentos inadaptados presentes na obesidade. Mas não deve ser a única a merecer nossa atenção.

Os tratamentos disponíveis na atualidade apresentam dificuldades em atender integralmente às necessidades e às particularidades das pessoas que sofrem com seu peso, quer seja ela obesa ou não. Assim, torna-se necessário ampliar a rede de informações a respeito das terapêuticas psicológicas.

No entanto, não pretendemos fazer um apanhado sobre as importantes contribuições que a Psicologia, em cada uma de suas abordagens ou linhas psicológicas, tem promovido na vida das pessoas, mas apenas chamar a atenção para um recurso terapêutico disponível que, bem conduzido, pode contribuir de maneira significativa para o tratamento das dificuldades associadas ao peso.

Quando as estatísticas citam que aproximadamente 10% da população brasileira constituem-se de obesos e 30% está acima do seu peso, não podemos deixar de nos desvincular por alguns instantes dos dados apresentados para lembrar que estamos falando de pessoas.

E são essas pessoas que justificam a existência deste livro. Pessoas que por razões singulares não conseguem usufruir do universo de informações disponíveis nos meios de comunicação sobre – "o que fazer para emagrecer".

Pessoas que nos ensinam que algumas regras precisam tomar formato pessoal para fazer efeito, precisam ganhar sentido para promover resultado. Pessoas que já fizeram de tudo para emagrecer, mas para as quais não é possível seguir a regra "não coma, ou controle sua alimentação". Não porque não queiram, mas porque algo maior as impede de conseguir.

Isso não significa que "você é um caso perdido", ou que seu problema não tenha solução,s que você tem necessidades especiais que as regras gerais não satisfazem. Para situações dessa natureza, a terapêutica psicológica é uma tecnologia necessária.

Você vai compreendê-la melhor ao conhecer o RAFCAL, um programa educativo, alicerçado em consistentes e coerentes bases científicas, que pode ajudá-lo a construir a autonomia necessária para vencer suas dificuldades associadas ao peso, embora você vá descobrir que essas não serão as únicas.

FATORES RELACIONADOS COM A APRENDIZAGEM E COM O POTENCIAL DE MUDANÇA DO SUJEITO

CAPÍTULO 4

O PSICOTERAPEUTA COMO MEDIADOR DO PROCESSO DE REEDUCAÇÃO

Neste capítulo trataremos das questões relativas à interação psicoterapeuta-paciente, a qual chamaremos de mediação. A mediação dentro das teorias da educação tem vários significados e formas diferentes de ser abordada. No entanto, usaremos uma das mais modernas e profundas teorias a respeito, que irá fundamentar nosso trabalho e permitir que possamos sugerir quais devam ser as características da intervenção terapêutica para que o profissional da Psicologia tenha o máximo de eficácia com seus pacientes. Essa teoria foi desenvolvida por Reuven Feuerstein, romeno radicado em Israel que pesquisa e trabalha na área desde a década de 1940.

Segundo o professor David Sasson (ex-colaborador de Feuerstein), o principal fator para o sucesso da aprendizagem é o mediador e a qualidade de sua mediação. Assim, múltiplos aspectos do mediador devem ser considerados, como seus traços de personalidade, seu estilo de vida, seu tipo psicológico, sua empatia e, principalmente, a forma como faz a mediação.

Essa forma de mediar deve seguir alguns parâmetros para que possa realizar-se. Tais parâmetros, ou critérios, serão descritos a seguir. Porém é importante que você saiba que o papel do mediador dentro do Programa RAFCAL é do psicoterapeuta. Este deve estar consciente dos critérios que apresentaremos e fazer com que eles sejam sempre observados na interação com você. Caso seu psicoterapeuta não conheça o Programa RAFCAL, nossa sugestão é que você o presenteie com um exemplar deste livro.

DOZE PARÂMETROS PARA AÇÃO DO PSICOTERAPEUTA

Os 12 parâmetros a seguir foram inicialmente descritos por *Reuven Feuerstein* como *Critérios de Mediação* e integram a Teoria da Modificabilidade Estrutural Cognitiva, cujo modelo de aprendizagem é a Experiência de Aprendizagem Mediada.

Segundo Feuerstein, os três primeiros critérios de mediação são universais, ou seja, se uma ação de ensino for guiada por esses três, então será uma ação mediadora. Recentemente, na Holanda (em julho de 2001), a equipe de Feuerstein propôs a inclusão do $10°$ critério como sendo também universal. São esses quatro os mais importantes da mediação, porém, não podemos atribuir valor menor aos outros critérios.

Intencionalidade e Reciprocidade

Esse primeiro parâmetro diferencia-se do conceito de objetivo, pois o psicoterapeuta ou um programa de reeducação alimentar pode dizer qual é o objetivo de cada uma das fases do programa, processo ou dieta, mas não se esforçar para que o objetivo seja alcançado, ou seja, pode não ter a intenção de alcançar o objetivo. Para exemplificar melhor a diferença entre objetivo declarado e intencionalidade, basta que você observe uma comissária de bordo apresentando aos passageiros do avião o uso dos equipamentos de segurança. Nesse caso, há objetividade. A aeromoça apresenta o equipamento, pois o objetivo é cumprir com determinações legais do Departamento de Aviação Civil. Porém, em geral, ela não está preocupada realmente se você está aprendendo ou não. Se você estiver olhando para fora, lendo ou conversando, ela não muda de atitude, não realiza nenhum ato concreto para chamar-lhe a atenção e certificar-se de que houve aprendizagem. Não há intencionalidade.

O psicoterapeuta precisa traçar metas claras, específicas e realistas para que as transformações possam ocorrer e dessa maneira agir com intencionalidade. Para isso, o psicoterapeuta precisa dar alguns passos práticos:

Precisa selecionar estímulos motivadores e, principalmente, possíveis. Tendo selecionado, precisa modificar adequadamente esses estímulos para que possam causar modificações desejadas e otimizadas.

A intenção deve estar clara, declarada, sem dúvidas quanto às fases e ao processo todo, mas aliada a uma postura coerente de fazer acontecer.

O psicoterapeuta precisa estar consciente da mediação. Precisa estar ciente de seu papel de mediar novos comportamentos, significados e conteúdos para o paciente.

Em relação à reciprocidade, não é apenas a resposta positiva que você demonstra quanto à intenção dele mediar. É também uma ação contínua que favorece, facilita e permite o trabalho do psicoterapeuta.

Esse critério (intencionalidade e reciprocidade) pode ser exemplificado por algumas ações, como as que seguem.

O psicoterapeuta provoca intencionalmente em seu paciente o interesse pelo seu autoconhecimento, despertando interesse real no processo, no programa de reeducação de hábitos, na possível modificação interior.

O desequilíbrio é provocado pelo psicoterapeuta com a intenção de promover reflexões sobre o comportamento do paciente.

O psicoterapeuta precisa destacar alguns fatores que são relevantes em todo o processo, permitindo ao paciente reconhecer o que realmente é importante.

Deverá possibilitar maior compreensão dos comportamentos apresentados, dos discursos do paciente, dos hábitos e outras falas para que as interconexões sejam evidenciadas. Ou seja, os fatos não são isolados, fazem parte de um contexto.

Mais do que cobrar posturas e transformações, precisa estimular você a transformar-se.

Deve pontuar quais ações e reações são positivas no processo, quais o aproximam da possibilidade de mudança e quais o afastam.

O RAFCAL visa personalizar metas ou ações para que não haja desmotivação ou desistência. (Lembre-se de que tudo isso está considerando sua reciprocidade, ou seja, seu "aceite", sua cumplicidade.) Sua ação realizadora.

Em tudo isso, o psicoterapeuta deve, principalmente, declarar suas intenções e agir de forma contínua e eficaz para que as metas decididas em comum sejam alcançadas.

Transcendência

Há várias pesquisas sendo realizadas no mundo a respeito da transcendência na aprendizagem. Faremos aqui apenas algumas considerações que poderão ajudá-lo.

O ganho é muito pequeno, para não dizer nulo, se o que você estiver aprendendo servir apenas em um determinado contexto, em um objetivo específico, ou se servir apenas para cumprir tarefas, metas, ou ações restritas a um pequeno campo de significados, a um pequeno contexto. Se o aprendizado de um conceito, uma mudança de comportamento ou uma transformação de imagens mentais não puderem ser aplicados, atribuídos, utilizados ou reorganizados em outros contextos, outras situações ou outros momentos de sua vida, então o que foi aprendido não serve para nada. É pura enganação, engodo ou ilusão.

Portanto, o psicoterapeuta deve agir de forma que possa levar o paciente a ir além dos objetivos, metas, ou necessidades imediatas, específicas. Precisa ter um olhar no futuro, uma forma de interagir que possibilite ao paciente utilizar o conceito que aprendeu, a transformação interna que conquistou, em qualquer outro contexto ou em qualquer outro tempo.

Quando o psicoterapeuta enfatiza processos locais e permanece na subjetividade temporal e espacial momentânea, ele prejudica a ampliação das possibilidades do paciente em sua autonomia. Em tom de brincadeira, seria como uma criança que dissesse saber contar somente maçãs; laranjas, não.

Na prática, esse parâmetro pode ser percebido nas seguintes situações:

- A partir de uma situação de sucesso ou fracasso do paciente, ajudá-lo a perceber princípios subjacentes às ações por ele executadas e, assim, crescer com a experiência. Além disso, poderá auxiliá-lo na generalização de tais princípios, enfatizando sua aplicabilidade.
- Trazendo à luz as características da situação ou comportamento que possibilitem ao paciente perceber o que realmente é essencial naquilo que faz, no que pensa ou deseja. O essencial tem a qualidade de ser permanente, de poder ser percebido em outros contextos como familiar à situação anteriormente vivida. É o que faz você ser você.
- Outra forma de auxiliar o paciente a "ir além" é organizando reflexões a respeito do tema ou conceito a ser desenvolvido de modo que experimente outras formas, outras linguagens ou outras representações desse mesmo conceito. Aprendemos quando, na multiplicidade de apresentações, percebemos, comparamos e captamos o que é importante, o que é permanente.
- Poderá junto com o paciente refletir a respeito das ações que estão sendo combinadas com o objetivo de antecipar, prever ou visualizar os resultados futuros. Esse exercício permite modificar o presente para que o futuro realmente ocorra da forma como esperamos. (Ou que possa aproximar-se de nossas expectativas.) O futuro não se espera, não se prevê, constrói-se.

Esse parâmetro de mediação é o principal fator para que ocorra aprendizado real, significativo e permanente.

Significado

Mediar significado é atribuir um valor social, cultural, histórico, cognitivo ou emocional a uma experiência vivida pelo paciente, ou a um conceito que esteja sendo aprendido. Atribuir é dar, colocar ou inserir algo a um objeto, situação ou ação, mas que na verdade não pertence ao objeto em essência, não faz parte de suas características manifestas, não é inerente ao fenômeno. É, na verdade, algo colocado por nós. Faz parte do sujeito, mas que, de alguma forma, se diz pertencer ao objeto.

Como exemplo, podemos citar a seguinte situação: o psicoterapeuta pode dizer ao seu paciente que deveria orgulhar-se de si mesmo e mudar sua forma de agir com as outras pessoas, não mais se humilhando. Ou poderá explicar a ele que, mudando de uma postura de submissão e de menos-valia para uma postura de autovalorização e de orgulho por ser o que é, mudaria a forma como as pessoas ao seu redor iriam vê-lo e, portanto, mudariam as reações. O ser humano valoriza aqueles que se valorizam e tende a dar ao sujeito o mesmo valor que este demanda. Essa socialização do valor pessoal é fruto de uma expectativa positiva de reações do grupo. Com uma explicação dessa forma, o psicoterapeuta coloca na mudança do paciente um valor social que não pertence nem ao paciente, nem ao psicoterapeuta. Pertence a um campo maior, a um contexto mais amplo, a uma relação com outras coisas importantes em sua vida.

Isso é dar significado. É fazer com que o sujeito perceba a dimensão social ou cultural de uma ação, postura ou pensamento. Tal dimensão não faz parte do "orgulhar-se de ser o que é", mas está nos valores que o grupo social ou cultural coloca na postura citada. É isso que o psicoterapeuta precisa trazer à luz, evidenciar, tornar claro. São os valores que culturalmente são transmitidos, repartidos e difundidos que possibilitam ao paciente perceber o real significado de sua própria condição.

O paciente precisa ter essa visão do todo, essa visão de que não está sozinho no mundo e que seus valores podem estar a favor ou contra preceitos culturais do grupo em que está inserido. Não é necessário que seja um valor, nem que seja um contravalor, o que se espera é que possa perceber suas ações dentro de um contexto cultural e que nele recebem valores.

Ao significar atos, objetos, comportamentos, situações, ações ou processos, o psicoterapeuta permite que o paciente procure a significação de seus próprios atos mais tarde, em outros contextos, em outros momentos. Além disso, essa busca por significados permite que se defronte com outras possibilidades de significar, outras formas de valorizar ou outras escalas de valores em que uma ação pode ser analisada.

Quando o psicoterapeuta ajuda seu paciente a diferenciar vários significados em uma mesma situação vivida, ou em uma mesma situação dentro de um processo maior ou, ainda, quando apresenta ao paciente significados não familiares, permite a reflexão sobre as ações de forma a buscar nela elementos para compreender o todo.

Outra forma prática de auxiliar o paciente a reconhecer significados é mostrar situações familiares (já compreendidas e analisadas) em contextos não familiares. Assim, ele poderá perceber que, mesmo em situações novas, há uma estrutura comum, reconhecível.

Um exemplo da atribuição de significados em meu relacionamento com meus filhos é minha famosa "omelete". Não há diferenças básicas entre a omelete que eu faço e a que minha esposa faz, porém, meus filhos falam da "maravilhosa-e-deliciosa-omelete-que--só-o-pai-sabe-fazer". A diferença básica é que, ao fazê-la, faço com que eles participem. São eles que cortam o tomate, a cebola e o queijo. E, quando o fazem, faço-os perceberem as diferenças de cores e cheiros. Quando quebram os ovos e batem com o garfo aquela mistura, falo sobre o quanto é diferente cada um dos ingredientes e que, mesmo sendo assim, se tornam um único prato.

O sal é um momento mágico, pois colocar menos ou mais que o necessário interfere no sabor da omelete, mesmo sendo composta de ingredientes diferentes. Essas nossas conversas são recheadas de piadinhas a respeito dos alimentos que usamos. "Olha esse tomate, pai, parece a cara do tio; veja o pai chorando, haha, e não diga que é a cebola."

Fazemos tantas outras brincadeiras que os alimentos deixam de ser apenas alimentos e passam a fazer parte de um contexto de alegria, de compartilhar, de risos e brincadeiras.

E como consequência, ao final, não temos apenas uma omelete para comer. Alimentamo-nos de uma gostosa comunhão que ficará para sempre em nossas memórias. Daqui a 30 anos, quando eles próprios estiverem na cozinha com seus filhos, irão dizer: "Sabe o que meu pai fazia?" E novos risos virão. Isso é dar significado.

Mediação do Sentimento de Competência

Nesse parâmetro é importante observar que se fala de mediação do sentimento, e não da competência em si. Isso precisa ficar claro, pois é muito comum haver uma dicotomia entre o que o paciente sente a respeito do que consegue realizar e do que de fato consegue. Há pacientes que afirmam, declaram e até juram que não conseguem transformar determinado comportamento, mas, quando iniciam o processo, têm sucesso. Há ainda aqueles que nem tentam, pois se sentem tão incapazes que já no início abandonam o processo de transformação.

Por outro lado, alguns têm um sentimento de competência frágil, que os conduz a iniciar um desafio, uma empreitada, mas logo em seguida desistem.

Assim, o psicoterapeuta precisa evidenciar quais são os pontos positivos do paciente e em que esses pontos podem ajudar nas ações propostas. Com essa consciência, o paciente poderá, então, ser orientado a perceber o quanto são poderosos os pontos realçados em sua forma de ser e o quanto isso vai realmente auxiliá-lo nas metas traçadas, nas tarefas a executar.

Essa forma de agir do psicoterapeuta deve conscientemente promover no paciente um sentimento significativo de competência. O paciente precisa aprender sobre sua capacidade, para então sentir-se capaz de entrar e de ter sucesso no programa traçado.

Esse sentimento auxilia o paciente a criar e fortalecer uma autoimagem positiva. À medida que ele adquire esta autoeficiência em algumas tarefas, em alguns passos, ele desenvolve esse sentimento de que consegue, cada vez mais, fazer algo por si mesmo.

Uma técnica muito eficaz que o psicoterapeuta pode utilizar é a de refletir o sentimento ou o comportamento do paciente para que possa conscientizar-se dele e, dessa maneira, apropriar-se a ponto de poder conscientemente tirar proveito das situações de aprendizagem. (Essa ideia de reflexão, David Sasson afirma ser diferente do refletir enquanto pensamento aprofundado sobre um tema. Significa devolver uma imagem. Essa devolução é importante na psicologia, pois permite ao paciente construir sua autoimagem.)

O psicoterapeuta pode mediar esse sentimento de competência por meio de *feedback* subjetivo, que é, na verdade, uma forma de analisar as ações do paciente, permitindo-lhe perceber com detalhes suas atitudes frente às dificuldades ou às metas já traçadas.

Outra ação terapêutica é analisar os processos mentais do paciente, dando especial atenção àqueles pontos que estão obscuros. Analisar significa, nesse sentido, focalizar a atenção e mostrar ligações, contexto, causalidades e modos de funcionamento de cada parte constituinte do processo mental geral demonstrado pelo paciente nas sessões terapêuticas.

Poderá, também, oferecer critérios para autoavaliação. Uma autocensura muito rígida ou muito flexível não permite que o paciente possa crescer a partir da avaliação que faz de seus próprios atos. Há a necessidade de se ter critérios claros e específicos o suficiente para serem localizados, particularizados, personalizados, mas gerais o suficiente para não perderem seu poder de contexto, seu poder de universalidade, generalização.

Cada pequeno passo deverá ser valorizado tanto pelo psicoterapeuta como pelo paciente. A vitória não está apenas no produto final, está no processo. O resultado é apenas uma consequência de um processo bem-sucedido. Ambos devem devem estar conscientes disso.

As fases desse processo mencionado no item anterior deverão ser totalmente adequadas a cada paciente. Suas metas não poderão estar nem aquém nem além de suas possibilidades, de tal forma que possa perceber tanto sua capacidade, seu potencial em automodificação, como suas dificuldades. E nessas dificuldades perceber que a superação dependeu de estratégia adequada, não de dom.

Mediação da Autorregulação e Controle do Comportamento

Para que o paciente possa dar a intensidade adequada a uma meta, deverá ter consciência prévia do grau de dificuldade exigido em seu cumprimento, conhecendo a dificuldade, o grau de expectativa será adequado. Se uma meta for muito difícil de ser alcançada, mas o paciente a percebe como extremamente fácil, o nível de esforço poderá ser pequeno demais para obter sucesso, possibilitando então, pela inadequação de esforço, o surgimento do fracasso.

Ao contrário disso, quando o paciente percebe uma tarefa ou meta como sendo muito difícil, mesmo não sendo, ele poderá erroneamente substituir a meta ou desistir dela antes de entrar na empreitada. Pelo medo de fracassar, foge do desafio.

Com base nesses dois problemas de expectativas, o psicoterapeuta auxilia o paciente a perceber o real nível de energia que deverá despender para obter sucesso.

Em relação à impulsividade, o paciente deverá ser incentivado a refletir a respeito do estado de controle que a compulsão exerce sobre ele.

A consciência da impulsividade torna-se possível quando o psicoterapeuta pontua quais momentos foram impulsivos, quais foram controlados e por que foram, quais momentos foram disparadores de processos vitoriosos e quais não foram. Esse mostrar deverá ser sempre interativo, ou seja, ambos, psicoterapeuta e paciente, deverão construir análises por meio de reflexões conjuntas. E o paciente com essa consciência pode agir de forma preventiva.

Mediação do Ato de Compartilhar

Compartilhar experiências, vitórias, derrotas, momentos de alegria, de tristeza, de riso ou de dor faz parte do ser humano. É uma extensão dos primeiros momentos em que mãe e filho estão tão próximos que um sabe como o outro está.

Compartilhar não é apenas um momento em que paramos e ouvimos o outro, mas é um momento em que fazemos parte da história do outro. Por esse ponto de vista, o psicoterapeuta não tem apenas algumas sessões de escuta nas quais precisa prestar atenção nos detalhes para poder questionar depois. Tem momentos em que o paciente doa parte de si mesmo, pois a cada fala, a cada compartilhar, pode-se perceber a dimensão da história do paciente, em que as conquistas erguem e fortalecem tanto a perseverança quanto o aceitar novos desafios, da mesma forma como as derrotas abatem os ânimos e reforçam a condição humana.

Mediar o ato de compartilhar é mostrar ao paciente a importância de sua história individual, de sua família, de seu grupo social. Não só mostrar o valor, como interessar-se por essa história, por essa pessoa.

Há a possibilidade de o psicoterapeuta apresentar-se um pouco mais próximo, mais pessoal. O psicoterapeuta também pode compartilhar pequenos excertos de sua vida e, com isso, tornar-se mais humano, mais real para o paciente. O objetivo não é sair da posição de psicoterapeuta, mas de evidenciar a condição de ser humano, de compartilhar, possibilitando ao paciente maior aproximação, uma confiança mais sólida.

Talvez algumas linhas terapêuticas tenham um pouco de dificuldade em aceitar esse aspecto da proposta, pois alegam ser necessária uma distância saudável entre psicoterapeuta e paciente. Porém, é exatamente o aspecto do saudável que ratifica a proposta. Nenhum psicoterapeuta precisa temer a perda da autoridade ou a possível invasão de sua privacidade por ter sido um pouco mais pessoal no período do tratamento. Quem não se lembra de um professor que tenha agido de tal forma? E o que aconteceu? Você provavelmente aprendeu mais ou, pelo menos, com maior entusiasmo.

Mediação da Individuação e Diferenciação Psicológica

Mediar a diferenciação psicológica é colocar a ênfase na percepção que o paciente tem de que é único, diferente e especial. Cada ser humano tem experiências de vida diferentes e singulares. É isso que o distingue de todos os outros seres humanos no mundo.

No entanto, não estamos dizendo que você não possa aprender com os erros e com os acertos de outras pessoas. O que estamos afirmando é que a história de outra pessoa não determina a sua! Você precisa incorporar e viver o que é bom para você, o que é adequado, o que lhe cabe.

Fique longe do fatalismo. Não adianta querer seguir conselhos de vizinha, do tipo: "faça isso que deu certo para mim". O tratamento precisa ser personalizado, deve considerar as diferenças psicológicas, levar em conta sua história. É essencial que a individualidade de cada paciente seja respeitada.

Mediação da Busca, Planejamento e Alcance dos Objetivos

Mediar o planejamento é trabalhar em parceria com o paciente na realização de um plano e de suas estratégias para torná-lo real, para alcançar os objetivos finais. Todos os passos precisam ser orientados para o resultado, sem, no entanto, distanciar-se do processo.

É função do mediador apresentar ao paciente as alternativas existentes para o cumprimento dos objetivos do programa. As novidades no campo da Nutrição, da saúde, da medicina e da psicologia devem ser foco de atenção do psicoterapeuta interessado no sucesso de seus pacientes.

Certamente que a escolha de cada passo deverá obedecer a critérios objetivos que possam ajudar a integrar as emoções e torná-las claras quanto à sua influência em nosso comportamento.

Infelizmente há uma tendência a limitar a busca dos objetivos em função de uma história de fracassos sucessivos nas dietas anteriormente tentadas. Porém, a consciência desse critério, desse parâmetro de mediação que o psicoterapeuta precisa ter, permite traçar objetivos mais reais e adequados, pois não se desiste do potencial do paciente.

Mediação da Busca de Adaptação a Situações Novas e Complexas

Desafio

Há culturas em que o fato de aceitar desafios novos é incentivado e valorizado. O tamanho do desafio de realização de cada etapa, meta traçada, deve ser adequado às suas características como pessoa para que não se tracem objetivos inferiores ou superiores à sua capacidade. Um desafio muito fácil pode fazer com que sua motivação diminua gradativamente até que desista no meio do processo. Da mesma forma, um desafio muito difícil pode fazer com que você não acredite no alcance do resultado e, então, desista antes mesmo de começar.

Quando o psicoterapeuta desenvolve uma forma de lidar com seus pacientes que indique certa **superproteção**, a tendência será a de propor desafios muito pequenos, fáceis de serem cumpridos e que, portanto, atrapalham a possibilidade desses pacientes crescerem e se desenvolverem com autonomia no processo de enfrentamento das dificuldades.

Ao contrário, poderá propor tarefas muito difíceis de serem cumpridas. E isso pode gerar sentimento de derrota e reforçar a baixa autoestima.

O paciente buscará novos desafios somente se depois de ter lutado para conquistar novas atitudes, novos hábitos, obter e sentir que conquistou certo grau de sentimento de competência. O grau de complexidade e de novidade de novas metas deverá sempre estar adequado ao paciente nos aspectos relacionados com o sentimento de desafio, de conquista.

O êxito da mediação de uma conduta desafiante depende da crença que o psicoterapeuta tem no paciente de que ele é uma pessoa modificável e que mudanças significativas poderão ocorrer quando confrontado com tarefas desafiadoras. O sucesso em cada passo proporcionará ao paciente a experiência de independência e uma necessidade de conquistar novas metas ratificando, confirmando sua propensão à aprendizagem, sua tendência a desenvolver-se cada vez mais.

Mediação da Consciência de Que o Ser Humano é uma Entidade Modificável (É o Quarto Critério Universal)

Reuven Feuerstein propõe um novo conceito para substituir o de inteligência: o conceito de modificabilidade. Segundo o autor, todas as pessoas podem ser modificáveis e, portanto, podem ser mais inteligentes (capacidade de adaptação) do que são, independentemente de sua idade, etnia, classe social ou limitações organofisiológicas. Todos podem se beneficiar da mediação e desenvolverem-se, modificarem-se.

Para reafirmar a universalidade desse conceito de modificabilidade, ele apresenta 5 postulados, 5 axiomas que estão na base de toda sua teoria educacional. São eles:

1. Todos os seres humanos podem, conscientemente, intencionalmente e de própria vontade modificar-se.
2. Esta pessoa específica (qualquer uma que talvez pudéssemos duvidar da modificabilidade) pode ser ajudada a modificar-se.
3. Eu mesmo posso ser o mediador que pode efetivamente ajudar essa pessoa a se modificar.
4. Eu mesmo posso modificar-me e com isso possibilitar àquela pessoa específica significativas modificações.
5. Eu próprio, tanto quanto qualquer outro indivíduo, posso promover mudanças significativas no sistema e no ambiente.

Essa concepção de ser humano que Feuerstein apresenta permite-nos acreditar que mudar é possível e que essa mudança não é apenas local, é estrutural, permanente e significativa em nossas vidas.

O psicoterapeuta precisa acreditar no potencial, na propensão que o paciente tem de crescer, de ser bem-sucedido, de mudar. Isso está no fundamento do trabalho. E segundo essa teoria, é inquestionável que todas as pessoas podem modificar-se.

Entretanto, a sociedade, a família e os grupos sociais ao qual o paciente pertence nem sempre são muito favoráveis nem muito receptivos a tais mudanças. Mesmo assim, os fatos têm sido comprovados no mundo inteiro: todos podem. Você pode.

Outro fator importante a ser considerado é que sua mudança precisa ser esperada e, portanto, seu ambiente deverá estar preparado a receber essa **nova** pessoa. Visualize o futuro e aja no presente.

Vamos fazer uma ilustração. Certa vez, no sertão nordestino, algumas pessoas decidiram pedir a Deus que enviasse chuva para diminuir o sofrimento do povo naquele período já muito longo de estiagem, de seca. Passavam de casa em casa convidando as famílias a ir a todas à igreja para rezar. Quando chegaram à casa do Sr. Raimundo, este chamou seu filho para que o acompanhasse. Já na estrada, o menino grita: "Esperem, já volto". Corre para dentro de casa e retorna com um guarda-chuva na mão. "Se a gente vai pedir para Deus mandar chuva, é bom a gente se prevenir, né, pai?" Foi uma lição para todos. Tenha isso em mente e decida o que você precisa fazer para receber a chuva, para aceitar as mudanças que certamente virão.

Mediação da Alternativa Otimista

Esse parâmetro é muito importante para que o psicoterapeuta possa auxiliar seus pacientes em relação à postura que têm quanto à própria vida. Devemos dizer que mediar a busca pela alternativa otimista não está relacionado com o já desgastado "pensamento otimista". O pensamento otimista impõe uma postura passiva e fatalista em relação à vida, tanto quanto o pessimismo provoca. A pessoa otimista fica esperando que as coisas possam dar certo para ela, mas não realiza atos concretos que a levem ao sucesso. É comum ouvirmos dessas pessoas: "Deus há de ter piedade de mim! Deus nunca me abandonará! No final tudo dá certo!" porém, não tomam atitude nenhuma para facilitar o processo da conquista em suas próprias vidas.

O que se quer mediar não é tal postura fatalista e passiva em relação à vida. O que o psicoterapeuta precisa mediar é o otimismo que move o paciente a agir para que, efetivamente, o sucesso venha. É uma consciência da relatividade das ações, da inter-relação entre as posturas práticas do presente com as realizações futuras. É assumir a responsabilidade pelo sucesso e, portanto, pelos passos que foram dados para se chegar lá.

O contrário de ter uma tendência à escolha da alternativa otimista é a postura pessimista ou fatalista que, de antemão, já prevê o fracasso. Mesmo no sucesso, o pessimista não se responsabiliza por ele, joga no outro a responsabilidade: "Foi o método, foi o psicoterapeuta que conseguiu isso em mim". Agindo assim, se exime de refletir a respeito do que faz, por que faz e como faz. Não depende dele.

A escolha por uma alternativa otimista mobiliza todos os recursos do paciente – físicos, emocionais e cognitivos –, tornando o êxito possível.

Mediação do Sentimento de Pertença*

*Pertença é o mesmo que **pertinência**, sentimento de **pertencer**.

Um dos fatores mais significativos quanto às influências que o meio pode provocar numa pessoa é a qualidade e a intensidade dos valores de um grupo do qual essa pessoa faz parte.

É comum observarmos transformações no comportamento e até mesmo nos valores de um adolescente quando começa a participar de um grupo de amigos na escola, no bairro, ou de um grupo formado em função de um ideal comum. Muitas vezes a forma de se vestir, de falar, de criticar este ou aquele ídolo é comum a todos, como se houvesse uma proibição explícita a respeito, evitando opiniões contrárias. Essa forma homogênea possibilita aos membros do grupo sentirem-se fortes, valiosos, diferentes, únicos e identificados com a força que o grupo proporciona.

Há casos em que o adolescente, por meio de seu comportamento explícito de identificação com os valores do grupo, afronta valores ensinados pelos pais, desistindo, pelo menos temporariamente, de seus ensinamentos. É a força do sentimento de pertencer a um grupo.

Uma de minhas pacientes relatou com emoção seu sentimento de "aqui é meu lugar", quando, após dois anos morando numa cidade da Suíça, retornou a Curitiba. Ao passar pelo centro da cidade, tinha a impressão de que todos eram conhecidos, que as pessoas sorriam para ela, e que algumas cenas urbanas, como uma criança caminhando ao lado de sua mãe, faziam-na sentir-se em paz consigo mesma. Andava devagar pelas calçadas e dizia a si mesma: "isso aqui me dá força, eu pertenço a essa cidade, meu lugar é aqui".

A força que ela sentia tem origem na propensão do ser humano em formar grupos, em ser sociável. Se tal propensão é genética ou herança cultural, não é relevante para nosso trabalho. O que precisamos saber é que, de alguma forma, fazer parte de um grupo, de uma comunidade, de uma família, de uma cidade ou qualquer que seja a razão que mantém a coesão de um grupo, traz para o participante uma sensação de acolhimento que lhe permite sentir-se forte, sentir-se importante, valorizado.

O mediador precisa, por meio de sua fala, ações ou interferências, valorizar esse sentimento no paciente. Quando o paciente se refere a sua família, parentes, vizinhos, está mostrando parte desse contexto social no qual está inserido. O mediador deve estar atento a isso e destacar alguns elementos importantes para que fiquem claras as relações estabelecidas entre essas pessoas e o paciente, ou seja, permitir que o paciente se perceba com clareza dentro dos grupos ao qual pertence, fortalecendo seu sentimento de pertencer a eles.

REEDUCAÇÃO AFETO-COGNITIVA DO COMPORTAMENTO ALIMENTAR – RAFCAL

CAPÍTULO 5

O Programa RAFCAL objetiva diminuir a distância existente entre **o que se sabe e o que se faz** em termos de comportamento alimentar. Nesse processo, o psicólogo clínico é o mediador e se interpõe entre a pessoa e os estímulos oferecidos pelo meio (histórico de dietas, informações sobre alimentação, conceitos preconcebidos sobre emagrecimento, estímulos promovidos pelo ambiente familiar, profissional etc.).

O mediador possui a intencionalidade de fazer com que os estímulos do meio em que o paciente vive sejam percebidos de forma diferente do que se o sujeito estivesse exposto de maneira direta a esses estímulos. Isso é o que acontece quando a pessoa experimenta dietas por conta própria, ou recebe as informações de um profissional de nutrição, mas não consegue cumprir o plano indicado de maneira adequada, falhando em atingir o objetivo esperado.

A interposição do mediador entre o indivíduo e os estímulos, por meio da mediação, visa otimizar a modificabilidade do ser em tratamento tanto no que diz respeito aos fatores cognitivos quanto aos afetivo-emocionais, pois a experiência de aprendizagem mediada afeta a estrutura interna do sujeito, possibilitando que ele aprenda a aprender.

Tratando-se de comportamento alimentar, esse aprender a aprender refere-se à integração entre teoria e prática. É uma ponte para o paciente transformar saber em comportamento. Assim, mais tarde, poderá estabelecer a própria seleção e organização dos estímulos que recebe, beneficiando-se deles tanto para seu desenvolvimento cognitivo quanto afetivo-emocional, desenvolvendo sua autonomia.

É esse o papel do Programa RAFCAL, ser o intermediário entre o saber e a efetivação desse saber na prática, ou seja, a sua transformação em comportamento manifesto. É nesse sentido que o RAFCAL é um tratamento complementar, e, por assim ser, não exclui a participação de nutricionista, nutrólogo, endocrinologista, professor de educação física, entre outros, mas os complementa. Da mesma forma, essas especialidades complementam o programa, ampliando a eficácia do tratamento da obesidade, pois o que se pretende é potencializar o uso dos recursos terapêuticos disponíveis.

Nos capítulos anteriores analisamos um pouco o peso e alguns de seus significados e tecemos alguns comentários sobre as emoções e os sentimentos encontrados nas dificuldades alimentares. Isso se fez necessário porque o RAFCAL visa tanto promover a modificação da estrutura cognitiva quanto da afetividade. Para tanto, segue duas vias: uma cognitiva e uma afetiva/emocional. Assim, o Programa RAFCAL se estrutura sobre os dois pilares a seguir.

REEDUCAÇÃO COGNITIVA – REEDUCAÇÃO AFETIVA

Como já visto no capítulo anterior, a ação do RAFCAL é complementada pela teoria apresentada por Reuven Feuerstein, em que se aprofunda uma forma particular de interação entre o sujeito que aprende e o conteúdo aprendido. Essa forma especial de interação em que a aprendizagem é potencializada é chamada de experiência de aprendizagem mediada. No programa aqui desenvolvido, o aprendiz é o paciente e o conteúdo é o comportamento alimentar saudável e sua vida emocional.

Para Feuerstein, há basicamente duas formas de desenvolver a aprendizagem e as mudanças de comportamento em um sujeito, duas formas de interação entre o sujeito e o meio em que está inserido: a experiência de aprendizagem direta e a experiência de aprendizagem mediada:

1. A experiência de aprendizagem direta ocorre, segundo esse autor, sem a interferência de uma pessoa. Os estímulos, conceitos, ideias, teorias ou quaisquer objetos de aprendizagem são percebidos pelo sujeito de forma direta, sem auxílio, orientação ou qualquer outro tipo de transformação, intencional ou não, por parte de outra pessoa.
Como exemplo desse tipo de aprendizagem podemos citar a aprendizagem do funcionamento de um programa de computador por um adolescente que diz: aprendi sozinho, ninguém me ensinou. É o princípio da autonomia, independência, autogerenciamento naquele tema, naquela área específica. Sempre que você aprende algo sem que alguém tenha lhe ensinado, houve uma aprendizagem direta.
2. A experiência de aprendizagem mediada decorre da interferência de um mediador que se interpõe entre o sujeito e o seu objeto de aprendizagem, entre o sujeito e o meio em que está inserido e com ele interagindo. Essa interferência não é fruto do acaso, precisa ser capaz de selecionar, modificar e adequar os estímulos, proporcionando ao sujeito uma aprendizagem organizada, estruturada, sistêmica e, principalmente, autoperpetuante. Para Feuerstein, esta segunda modalidade de interação é a responsável pelo desenvolvimento cognitivo adequado do sujeito, das funções cognitivas de ordem mais elevada e, principalmente, da apropriação da cultura do grupo em que está inserido.
Feuerstein afirma que, como resultado da experiência da mediação da aprendizagem, o sujeito adquire um conjunto de comportamentos e habilidades que lhe permitirão compreender seu próprio processo de aprendizagem, possibilitando beneficiar-se quando exposto diretamente a várias fontes de estímulos, permitindo que o aprendizado de agora possa servir como base estrutural para aprendizados futuros. É a essência do aprender a aprender.

Por meio do estabelecimento de uma relação baseada na aceitação e valorização mútuas, o mediador abre as possibilidades para que o mediado (ou paciente) possa perguntar, refletir e construir suas inferências na busca pela aprendizagem significativa de novos comportamentos, ações e reações na sua interação com o ambiente. E, na obra em questão, combinada com técnicas psicológicas, permite que possa integrar novos hábitos, novos comportamentos alimentares e aprender sobre seu funcionamento íntimo (autoconhecimento). Perceber melhor suas habilidades e limitações permitir-lhe-á usufruir melhor do aprendizado que a vida lhe proporciona.

PROGRAMA RAFCAL NA PRÁTICA
Entrevista Inicial

Na entrevista inicial, ou primeiro contato, o mediador explora o motivo da consulta e explana o programa ao paciente, esclarece os objetivos do plano terapêutico para que compreenda a natureza do trabalho que farão juntos.

Esse encontro também privilegia a fala do paciente, ou seja, como ele traz o seu problema. A entrevista é pouco sistematizada no sentido de favorecer o vínculo da relação e acolher os sentimentos do paciente. Nesse momento se estabelece o compromisso, e o paciente toma parte no seu processo de emagrecimento.

Inicia-se a fase investigativa, que se dedica a colher o máximo de informações sobre a situação atual e pregressa do paciente com relação a seu peso.

Na avaliação inicial investigam-se dados como idade, peso atual, peso satisfatório já atingido, peso **ideal** (o peso com o qual a pessoa sente-se bem com o seu corpo) e a meta de emagrecimento (a diferença de quilos entre o peso atual e o peso ideal). Os dados desses itens dão origem a uma ficha de acompanhamento e evolução do peso, em que são anotados o peso inicial e sua evolução no tratamento. Dados que fornecem ao mediador e ao mediado parâmetros sobre como as modificações no comportamento estão influenciando na perda de peso:

- Início do problema.
- Histórico da queixa.
- Quais profissionais já foram consultados com o objetivo de emagrecimento.
- Se houve uso de medicação para efeito de emagrecimento. Caso positivo, quais?
- Se fez dietas assistidas ou por conta própria.
- Para o sexo feminino – se há alteração do humor no período pré-menstrual (nesse período as alterações hormonais podem levar à busca exagerada por doces. Os fatores emocionais que possam ocorrer concomitantemente são observados).
- Se praticou ou pratica atividade física e com que frequência.
- Autoavaliação do grau de ansiedade do paciente.

Essa avaliação é útil por auxiliar o paciente a perceber o ponto em que se encontra, desde quando convive com o problema, o que já fez, os progressos que conseguiu e as razões por que retrocedeu. Permite ao paciente uma revisão da sua atual condição e uma perspectiva mais realista em relação às suas metas. Esses fatores são importantes porque reafirmam o compromisso do paciente com o seu processo de modificação do comportamento alimentar e lhe dão uma ideia do ponto de partida. Também fornecem ao mediador dados significativos sobre a adequação das metas do paciente em relação ao seu processo de emagrecimento, visto que, não raro, os pacientes acalentam expectativas idealizadas em relação ao seu corpo e, consequentemente, sobre o seu peso.

Dando prosseguimento ao processo investigativo, avalia-se o padrão alimentar para se obter uma ideia geral do comportamento alimentar do paciente.

Padrão Alimentar

Isso inclui conhecer a distribuição de suas refeições, horários adotados, alimentos preferidos etc. Essa avaliação permite uma impressão inicial do padrão alimentar adotado, permitindo ao mediador conhecer as preferências alimentares do paciente. Esse passo é necessário visto que o comportamento alimentar que ele adota tem uma história de aprendizagem que o fundamenta. Como o objetivo é modificá-la, é imprescindível conhecê-la.

Avaliação da Imagem Corporal

A imagem corporal é uma espécie de figura do nosso corpo que temos registrada no cérebro. Conhecemos o nosso corpo através das impressões colhidas pelos órgãos dos sentidos, particularmente as táteis e visuais, vinculadas à dinâmica psíquica. Assim, a imagem corporal ganha forma em nossa mente a partir da interação que temos com o meio, do contato do indivíduo consigo mesmo e com o mundo que o cerca. Nessa formação estão envolvidas questões anatômicas, fisiológicas, neurológicas e sociológicas.

A imagem corporal é resultante das interações entre as pessoas. A vida social proporciona imitação e identificação de imagens corporais.

Através da percepção registramos modelos de postura que se modificam constantemente a partir de manifestações emocionais. O esquema do corpo é dinâmico, pois a personalidade humana atravessa situações as mais diversas na vida, de tal forma que as necessidades de mudanças e adaptações se tornam imperiosas. Todos esses aspectos refletem na construção da imagem corporal.

O neurologista Antônio Damásio (1994) observa que a perspectiva do corpo, tal como é representado no cérebro, pode constituir o quadro de referência indispensável para os processos neurais que experienciamos como sendo a mente. Para ele, o nosso próprio organismo, e não uma realidade externa absoluta é utilizado como referência de base para as interpretações que fazemos do mundo que nos rodeia e para a construção do permanente sentido de subjetividade, que é a parte essencial de nossas experiências.

De acordo com essa perspectiva, nossos mais refinados pensamentos e as nossas melhores ações, as nossas maiores alegrias e as nossas mais profundas mágoas usam o corpo como instrumento de aferição.

O corpo é também a expressão de uma personalidade, pois não há imagem corporal sem personalidade. Assim sendo, levar em conta esse importante componente da personalidade é indispensável no tratamento da obesidade, pois é comum, nos pacientes obesos ou com dificuldades em relação ao peso, uma distorção da realidade em relação ao seu corpo. Isso ocorre porque, na maioria das vezes, sua imagem corporal se associa a imagens idealizadas, refletindo geralmente profundas dificuldades de aceitação em relação ao seu próprio corpo. Assim, a imagem corporal que o paciente introjetou mediante as identificações com figuras representativas de sua vida pode conflitar com aquilo que o paciente é, com o que deseja ser e o que pode ser. Atentar para essas questões é indispensável.

Avaliação da Tendência do Comportamento Alimentar

A seguir avalia-se a tendência do comportamento dentro de três perspectivas:

1. Ingesta emocional.
2. Comportamento compulsivo.
3. Comportamento anorético/bulímico.

Antes de avançar na apresentação deste tópico, interessa-nos fazer uma sucinta distinção entre fome e apetite.

A fome – é biológica, desagradável, dolorosa, tendo unicamente a comida como meio de remoção. O cérebro está envolvido nesse processo por meio do hipotálamo, em que estão localizados o centro da fome e da saciedade. Não é nossa intenção discorrer sobre a neurofisiologia da fome, pretendemos apenas lembrar sua característica física.

O apetite – diferentemente da fome, procura prazer, satisfação, implica qualidades e não obedece à redução das reservas calóricas como a fome. O apetite é submetido a um múltiplo controle que envolve várias partes do cérebro que operam sob estímulos sensoriais, como gosto, olfato, distensão estomacal, processos metabólicos e fatores psicológicos.

Em capítulos anteriores, especialmente no Capítulo 2, comentou-se a respeito da compulsão, de como se cria um ciclo de descontrole que leva a pessoa à hiperfagia (comer em excesso).

Podemos destacar duas espécies de fome: uma fisiológica e outra que podemos denominar psicológica.

Ao investigarmos esses itens temos como intenção perceber como o paciente se comporta em relação a essas duas espécies de fome. Isso porque é comum ocorrerem, assim como na imagem corporal, distorções por parte do paciente em relação a sua fome e seus estados emocionais. Isso acontece porque o paciente tem dificuldade em associar a hiperfagia à sua situação emocional atual ou vivida anteriormente. Há nítida dificuldade em conectar a superalimentação com situações de ansiedade, medo, entre outras emoções desagradáveis.

Investigar tendências compulsivas é importante, visto que a compulsão alimentar na clínica não necessariamente reserva-se a pacientes obesos, mas também a pessoas não obesas que enfrentam dificuldades em administrar o equilíbrio alimentar.

Mediante a investigação da ingesta emocional, o psicoterapeuta pode explorar os gatilhos disparadores da compulsão, auxiliando o paciente a compreender melhor suas respostas aos estados emocionais emergentes, bem como discutir com ele alternativas de novas respostas, e principalmente mediar o paciente no enfrentamento de emoções e afetos dolorosos subjacentes às crises compulsivas.

Algumas questões levantadas a respeito do comportamento alimentar podem levar o psicólogo a encontrar sinais de comportamento anorético ou bulímico. Um exemplo de comportamento anorético é: logo após comer, correr para exercitar-se com o intuito de gastar as calorias ingeridas, visto que comer implica ansiedade, culpa, entre outras emoções de desconforto.

Conhecer essas nuanças do comportamento ajudará o mediador e o paciente a seguirem um caminho mais próximo das necessidades do paciente, bem como ao psicólogo clínico proceder com a orientação e o encaminhamento adequados, visto que, nos casos de bulimia e anorexia, a conjugação de terapia psicológica e medicamentosa pode ser necessária.

Diário Alimentar

O passo seguinte consiste em executar o Registro Alimentar. O paciente diariamente anota tudo o que come. Previamente discutem-se com ele os objetivos dessa tarefa, que é inicialmente uma descrição fiel dos seus hábitos alimentares, visando ao levantamento da natureza qualitativa e quantitativa da sua ingesta alimentar.

No seu diário devem constar horário em que se alimentou, o que comeu e a quantidade. Pede-se que se registrem, também, os sentimentos e as emoções que estão acompanhando o comportamento de alimentar-se.

Na observação do registro alimentar o mediador toma nota dos comportamentos inadequados, como: irregularidade de horários, excesso de calorias ingeridas, presença do hábito de beliscar, ausência de qualidade e variedade nas refeições etc.

Essa tarefa tem como objetivo ampliar a autopercepção do paciente por meio do automonitoramento e identificar a inadequação dos hábitos alimentares para posterior reeducação, mas esse procedimento atinge, além da automonitoração, a capacidade de identificar e expressar sentimentos, ajudando o paciente a fazer contato consigo mesmo e com suas necessidades.

Avaliação do Diário Alimentar

Após transcorrida uma semana, ocorre a avaliação do registro alimentar. Num primeiro momento essa ação é feita pelo mediador, que observa atentamente os aspectos qualitativos e quantitativos dos hábitos alimentares descritos pelo paciente e os compara com a prescrição dietoterápica fornecida pelo nutricionista.

Em sua maioria, a clientela do Programa RAFCAL é constituída por pessoas que já tiveram acompanhamento nutricional anterior. Isso justifica os comentários feitos em capítulos anteriores, nos quais se sublinha a distância entre o saber e o fazer. Os pacientes que chegam ao consultório demonstram expressivo conhecimento em relação a uma nutrição balanceada, explicando, no entanto, que não conseguem mantê-la.

Dessa forma, o psicólogo que lida com o comportamento alimentar deve conhecer as questões básicas de uma nutrição equilibrada. Deve ter o conhecimento necessário para auxiliar o paciente na reformulação de seu comportamento alimentar. O mediador auxilia o paciente, especialmente, a explorar suas dúvidas e a derrubar mitos comportamentais em relação à alimentação.

Naturalmente, não detém o conhecimento do nutricionista, e nem carece, pois são áreas complementares. O mediador tem nesse profissional um parceiro.

Quando o paciente não possui orientação nutricional, o psicólogo o encaminha para a prescrição dietoterápica com o nutricionista. Na investigação das áreas de base, se identificada na área física alguma patologia como diabetes, por exemplo, o paciente é orientado a buscar acompanhamento, bem como dieta personalizada para seu processo de emagrecimento.

Na avaliação inicial (itens 4 e 6), o mediador verifica se houve acompanhamento nutricional para proceder com a correta condução do tratamento.

Destacamos, no entanto, que o enfoque do RAFCAL não é a orientação nutricional, mas o comportamento do paciente em relação à orientação nutricional que recebe.

Orientações e Instruções Visando à Modificação do Comportamento Alimentar

As anotações do registro alimentar são trabalhadas com o paciente, buscando consonância entre seu comportamento alimentar e sua intenção de emagrecimento e manutenção de peso.

É comum a utilização no consultório de material informativo gráfico e visual:

- *Apostila*: Modificando o Comportamento Alimentar.

Nota: como já discutimos, há uma distância entre o saber e o fazer. O paciente tende, num significativo número de vezes, a guardar as informações, sem incorporá-las ao seu comportamento. Por isso, o mediador "ativa" em cada consulta as propostas de modificação de comportamento visando a transformá-lo em comportamento manifesto. Acompanha semanalmente as mudanças de comportamento conquistadas pelo paciente, analisa com ele as conquistas efetivadas e os comportamentos ainda a adquirir, adequando sempre à realidade do paciente: rotina, horários, preferências.

Observações de modelos de comportamentos adequados publicados em revistas, jornais e livros especializados são adotados e ajustados à individualidade do paciente.

Como na fase anterior houve uma exploração sobre a tendência do comportamento, é possível identificar no diário alimentar possíveis "ingestões emocionais", que também serão trabalhadas com o paciente.

Esse é um período instrutivo enfocando os aspectos alimentares, no qual mediador e mediado abordam os comportamentos encontrados no registro alimentar e buscam agregar novos conhecimentos aos que o paciente já possui.

É uma fase importante no RAFCAL, pois se constata que, apesar do grande volume de informação disponível, muitas dessas informações não são absorvidas de maneira aplicável pelo paciente.

As experiências de aprendizagem mediada destinadas a dirimir dúvidas do paciente e possibilitar a aquisição de novos comportamentos justificam a importância do mediador. Segundo Feuerstein, é o mediador que se interpõe entre o organismo e o meio, selecionando os estímulos e proporcionando ao sujeito uma aprendizagem organizada e estruturada. Vale salientar, ainda, que a mudança de comportamento exige repetição, visto que comportamentos se tornam automáticos, e para que sejam modificados, é necessária a repetição dos comportamentos novos para extinção dos velhos.

Esses passos utilizados no Programa RAFCAL visam promover não apenas uma "impressão" diagnóstica do comportamento alimentar do paciente, mas, principalmente, possibilitar a ambos, mediador e mediado, oportunidades para questionamentos, ampliando assim o conhecimento do paciente sobre seu próprio comportamento, preparando e construindo o caminho da mudança.

Os passos mencionados anteriormente compõem o que chamamos de Estágio da Reeducação Cognitiva do RAFCAL, embora saibamos que esses são separados tão somente a título didático, visto que na prática acontecem concomitantemente e se estendem por todo o tratamento.

Estágio da Reeducação Afetiva do Programa RAFCAL

O estágio da reeducação afetiva percorre a via dos afetos, em que o psicólogo faz a mediação do aprendizado afetivo-emocional e caminha com o paciente na descoberta e confrontação das suas emoções visando promover o autoconhecimento.

Como já descrito, a afetividade é fundamentalmente importante em nossas vidas. São as lentes com as quais olhamos o mundo à nossa volta. Trata-se da nossa realidade subjetiva. É pela lente da afetividade que nos vemos como interessantes ou sem graça, bonitos ou feios, inteligentes ou não. Se nossa afetividade estiver comprometida, fatalmente nossa percepção também estará abrindo espaço para sucumbirmos aos conflitos.

A questão não é eliminar um conflito, mas não sucumbir a ele, pois tê-lo é normal, todos temos.

Apesar dos inúmeros avanços a que temos sido submetidos, ainda hoje um grande número de pessoas pensam ser a mente algo intangível, difícil, complicado. E assim relegam para "último plano" aquilo que os torna únicos, singulares: a vida afetiva.

Paulo Lemos (1994) destaca que somos mal-educados afetivamente porque nos conhecemos pouco. Levanta uma questão: "Será que a educação que recebemos leva em conta nossos aspectos afetivos e emocionais? Provavelmente não, responde". Não aprendemos a dar à nossa vida afetiva a atenção que merece. Infelizmente, não fomos educados para tal.

Nossa cultura estimula e valoriza aquilo que acredita que leva o ser humano ao progresso. Vamos à escola e aprendemos português, matemática, história, geografia etc. Fazemos cursos de informática para aprender a utilizar microcomputadores, vamos à escola de inglês aprender um idioma diferente do nosso para ampliar nossas possibilidades de comunicação e sucesso. Ingressamos na universidade para aprender uma ciência que nos conduza a uma profissão que nos faça ganhar dinheiro para garantir nossa sobrevivência, nos realizar profissionalmente, galgar posição de poder ou simplesmente conquistar status.

Briggs (2000) associa tal situação a uma lamentável omissão da cultura ocidental, na qual quantias enormes são gastas no ensino acadêmico e profissional de nossos filhos. Seu progresso físico e intelectual é entregue a médicos e orientadores, enquanto a saúde emocional, com toda a sua irrefutável importância, fica subordinada à intuição ou, o que é pior, deixada ao acaso.

É lamentável, continua Briggs, pois as desordens psicológicas estão tão difundidas que simplesmente não há profissionais em número suficiente para atendê-las. Um estudo feito na cidade de Nova York mostrou que apenas 18,5% das 175.000 pessoas pesquisadas não tinham sintomas de enfermidade emocional, afetiva. Quanto a nós, brasileiros um tanto americanizados, é provável que não estejamos em situação diferente.

O número de pessoas que se sentem interiormente confusas e cujo potencial se atola em defesas doentias atinge proporções epidêmicas. Mas, infelizmente, os problemas emocionais se tornaram um modo de vida.

Essa carência educacional não se atribui apenas à educação afetiva. Autores como Robert T. Kiyosaki e Sharon L. Lechter (2000) alertam para a questão da falta de educação financeira a que estamos submetidos. Indagam: a escola prepara os alunos para um mundo real? Bom estudo e bom emprego garantem sucesso profissional e financeiro?

Essa leitura interessante fala de uma área importante de nossas vidas sobre a qual, a exemplo da emocional, também recebemos pouca ou nenhuma instrução.

Voltemos à questão afetiva e emocional, lembrando que o psicólogo não trata somente a doença mental, mas principalmente a personalidade normal.

A personalidade de uma pessoa consiste nos atributos duradouros que são representativos de seu comportamento. Essas qualidades peculiares da pessoa podem ser adquiridas em consequência de experiências únicas ou compartilhadas. Podem ser influenciadas pelas experiências da pessoa em seu ambiente e seus antecedentes hereditários. Assim, muitos atributos da nossa personalidade resultam dos efeitos combinados da hereditariedade e do ambiente (1981).

Acreditamos sinceramente que relegar a segundo plano questões emocionais e afetivas é um equívoco cultural reversível através da própria educação, mas não de uma educação fragmentada que ignore no ser humano aquilo que lhe é, ou pelo menos deveria ser, de grande importância: a sua vida emocional, afetiva.

Lemos utiliza uma descrição interessante de educação. Segundo ele, o termo educação originou-se do verbo latino duco, que tem o significado de conduzir, levar, transportar. As derivações ao longo do tempo chegam à ideia de conduzir-se, portar-se e comportar-se. Assim, educar-se, atualmente, toma a significação plena de aprender a se conduzir no mundo.

No Programa RAFCAL esse "aprender a se conduzir no mundo" é parte da estrutura do trabalho. Todo o programa é um aprender, um aprender sobre sua própria alimentação, seu ambiente psicológico e físico e suas influências no comportamento. Explorar essas vias e reconduzi-las de acordo com as necessidades reais do paciente é fundamental, pois o objetivo é desenvolver a sua autonomia por meio de um aprendizado significativo.

Vimos que a afetividade é uma lente individual, e que cada um tem a sua própria. Assim, um sorvete ou uma feijoada tem um significado particular para cada um. Privar-se de determinado alimento em detrimento de outro apresenta níveis distintos de dificuldade que precisam ser considerados.

Em busca de aproximação da subjetividade e individualidade do paciente, uma das estratégias utilizadas no RAFCAL é o que chamamos de *Exame subjetivo das áreas de base*. O que são?

EXAME SUBJETIVO DAS ÁREAS DE BASE

São áreas de grande relevância da vida de qualquer ser humano, bases para a construção de uma vida com qualidade e estão todas inter-relacionadas.

No RAFCAL essas áreas são examinadas visando-se encontrar sinais deflagradores de conflitos que possam interferir no comportamento alimentar do paciente, bem como na sua vida como um todo. O paciente responde a algumas questões relacionadas às áreas adiante. Essa atividade é ponto de partida para análise das áreas:

Área Relacional

Na primeira área se analisam dados significativos, como relações amorosas, vida sexual, amizades, relacionamento interpessoal, familiar, ou seja, todas as esferas possíveis de relacionamentos.

É uma área muito fértil em material a ser trabalhado terapeuticamente. A forma como o paciente se relaciona com as pessoas é um sinalizador da forma como se relaciona consigo mesmo. Fornece informações sobre a autoestima, medos, inseguranças. O psicólogo medeia o paciente no contato com as suas emoções e afetos manifestos.

O relacionar-se é uma necessidade de todos nós. Estamos expostos a toda natureza de relações, pois somos seres sociais. Relacionar-se é fazer trocas, e para que possamos realizar trocas satisfatórias, é necessária inteligência emocional. Saber lidar com os próprios sentimentos, saber expressar o que realmente sentimos, desenvolver autoaceitação e praticar a assertividade são alguns dos elementos emocionais que precisamos dominar para que possamos vivenciar relacionamentos satisfatórios.

Uma relação é feita de duas pessoas ou mais, portanto nunca caberá a apenas uma a definição da relação. Isso parece óbvio, mas, como todo bom e velho óbvio, sempre passa despercebido.

Frequentemente encontramos pessoas sofrendo porque se sentem responsáveis pelo fracasso da relação, enquanto outras parecem se eximir de suas responsabilidades relacionais.

O tema relacionamentos é vasto, e discorrer sobre ele ultrapassa o objetivo deste livro. Porém, no RAFCAL há total abertura e dedicação do tempo que se fizer necessário para que essa importante área da vida seja abordada com a seriedade e profundidade que merece.

Área Emocional

Na segunda área analisamos os afetos, as emoções do paciente, seu humor, comportamentos manifestos, emoções subjacentes. Essa área é o crivo pelo qual passam as demais áreas. É âncora do RAFCAL, e todo o livro revela sua importância.

Área Física

Na terceira área investigamos questões fisiológicas. Dores crônicas, patologias relacionadas à própria obesidade, como hipertensão, tireoide, diabetes, e se o paciente usa medicação. Essa área permite ao paciente, através da mediação, verbalizar seu entendimento a respeito de suas enfermidades físicas, como convive com elas, possibilitando estabelecer conexão com possíveis somatizações.

Pode ocorrer de o psicólogo perceber que o paciente está descuidando de sua saúde física. Nesse caso o mediador prossegue orientando o paciente a procurar assistência médica.

Essa área abre espaço também para discussão sobre exercícios físicos, valorizando sua necessidade. O mediador orienta o paciente que busque orientação especializada, instruindo-o quanto à importância de criar oportunidades adequadas à sua realidade, como horários e preferências, visando á continuidade do programa de exercícios. É comum o encaminhamento para *personal training* (visão multiprofissional), por se tratar de um acompanhamento individualizado, visando auxiliar o paciente a desenvolver sua rotina de exercícios. Isso contribui para o estabelecimento do compromisso do paciente com o seu programa de exercício, respeitando limitações e motivações realistas.

Área Espiritual

A quarta área, a espiritual, também é de grande relevância, pois nós, seres humanos, somos também seres espiritualizados. O fator religioso desenvolve um papel importante na vida das pessoas e, muitas vezes, é determinante de comportamentos adotados pelo paciente, embasados pelas suas crenças e valores.

A fé, a esperança são bases importantes. Saber como o paciente se estrutura espiritualmente permite ao psicólogo inserir essa esfera da vida no processo, visando à integridade do paciente.

Não é incomum o paciente trazer ao tratamento dúvidas, conflitos, inquietações pertinentes à sua espiritualidade, até mesmo em relação à alimentação, com base na máxima de que "o corpo é templo do espírito", portanto, deve ser cuidado. Quando o paciente experimenta a pós-compulsão, sente o peso da culpa. Dar vazão a esses sentimentos é importante e necessário.

No RAFCAL o mediador não está situado como um conselheiro espiritual, mas tem liberdade para sugerir ao paciente que solidifique essa importante área de sua vida. E o faz discutindo com ele sobre suas necessidades nessa área, orientando-o a procurar auxílio contatando padres, pastores, amigos que tenham uma escolha espiritualmente desenvolvida.

O importante é que o paciente perceba essa dimensão da sua vida e se comprometa com ela para que suas necessidades sejam atendidas.

Não raro identificamos uma tendência a confundir a área emocional com a área espiritual. Sabemos que estão inter-relacionadas e que, portanto, interdependem, como as demais áreas. No entanto, vale estabelecer algumas diferenças.

Na Bíblia, em Gênesis, encontramos: "E formou o Senhor Deus o homem do pó da terra, e soprou em suas narinas o fôlego da vida, e o homem foi feito alma vivente". O fôlego da vida é o espírito que emana de Deus, caracterizando nossa espiritualidade.

Na área emocional, estamos falando de estruturas físicas, conexões neurológicas que formam a consciência, a mente e seus processos mentais como o pensamento, o raciocínio, a consciência, o que caracteriza nossa vida mental.

As diferenciações nessas duas áreas são necessárias, porque muitas vezes as confusões impedem a tomada de atitudes fundamentais para nossas vidas.

É comum pedirmos a Deus que cuide de nosso casamento, que olhe pelo nosso trabalho, que faça isso, aquilo, mas por vezes pouco fazemos para alterar nossos comportamentos inadaptados causadores de conflitos, como: nossa dificuldade em dialogar, nossa inflexibilidade, nossas cobranças excessivas, entre outros.

Pede-se a Deus como se Ele tivesse que fazer serviço completo. E, se não der certo, lança-se o fatídico Deus não quis. Será? Será que não estamos atribuindo à área espiritual coisas que são da nossa responsabilidade (livre-arbítrio), como modificar nossos comportamentos inadequados, por exemplo?

Alguns cristãos temem buscar orientação psicológica por temor, acreditam que Deus tudo pode e que pode ajudá-los em tudo. De fato, mas não esqueçamos de que Ele confia em nós para que façamos nossa parte e por vezes não compreendemos como podemos retirar o máximo de nossas ações. Buscar ajuda técnica é uma ação inteligente e em hipótese alguma prejudica nossa relação com Deus. Pelo contrário, complementa.

Área Profissional

A quinta área, a profissional, também apresenta material importante, principalmente num momento em que o estresse integra a lista de doenças relacionadas ao trabalho.

Ritmo exacerbado, desentendimento com chefias e colegas de trabalho, ameaças de demissão, inadaptação a horários são situações relacionadas com o estresse. Profissionais das mais diversas áreas são vitimados, e muitos, quando se dão conta, já estão à beira de um infarto.

Essa área é de grande relevância por fatores diversos. Inúmeras vezes, o paciente utiliza as situações impostas pelo ambiente de trabalho como justificativa de sua inadequação alimentar. O mediador, nesses casos, auxilia o paciente a encontrar alternativas possíveis levando em consideração a realidade das circunstâncias de trabalho.

Além do aspecto referido no parágrafo anterior, há outros, pois o trabalho representa muito mais que emprego e salário. Representa um papel social, realização ou frustração pessoal. Nossa independência financeira e competência de realização estão intimamente ligadas à saúde da nossa autoestima.

Há nessa área significativos deflagradores de dificuldades e conflitos que precisam ser abordados e especialmente atendidos.

Área Social

A sexta área, a social, revela como o paciente organiza seu tempo com lazer, qualidade do tempo que passa com a família. O psicólogo medeia o paciente na análise dos comportamentos que adota para driblar o estresse, visto que o paciente estressado muitas vezes está tão absorvido que bloqueia sua percepção da situação.

O mediador o auxilia a perceber e desenvolver novos comportamentos visando romper o ciclo estressor, motivando o enriquecimento da vida social.

Área Financeira

Ao proceder com a análise da vida financeira, ou sétima área, o paciente pode perceber a relação custo-benefício das suas ações. Muitas vezes absorto no ritmo de trabalho, por vezes não recompensado financeiramente, acaba por se envolver em atividades extras, visando ao lucro, que comprometem expressivamente a área 6, a área 1 e, possivelmente, as demais áreas.

Analisando os pormenores envolvidos nesse processo, o paciente pode reavaliar sua postura e modificar seu comportamento, tendo em mente a inter-relação das sete áreas e sua implicação na vida como um todo.

A exploração das áreas de base da vida é um estágio do tratamento importante. Além da identificação de focos de ansiedade, agentes estressores, gatilhos disparadores da compulsão alimentar, representa também a geração de uma oportunidade para reflexão, revisão, redirecionamento e comprometimento com novos objetivos.

E assim avançamos para o próximo passo do Programa RAFCAL.

ESTABELECIMENTO DE METAS/GERAÇÃO DE UM PLANO PESSOAL

O estabelecimento de metas funciona como a estruturação de um caminho a percorrer no sentido de realizar mudanças. Implica, para o paciente, em traçar seus objetivos a médio e longo prazos e que estratégias podem torná-los possíveis.

É pertinente que isso ocorra após a revisão das áreas, visto que, na fase anterior, o psicólogo mediou as reflexões do paciente, auxiliando-o também nessa fase a fazer contato com suas potencialidades e possibilidades, e agora o mediará na análise e no acompanhamento de suas estratégias.

O material utilizado para essa atividade é uma Lista de Metas (Plano de Ação Pessoal), em que o paciente elenca ações e objetivos que deseja realizar.

Acreditamos que o paciente, após ter percorrido todas as fases do Programa, esteja mais consciente e integrado a respeito de si mesmo. Pode assim traçar metas mais realistas e adequadas às suas reais necessidades e potencialidades, para então agir na direção das transformações e da manutenção das mudanças conquistadas.

DURAÇÃO DO TRATAMENTO

O RAFCAL é um programa educativo personalizado. O tempo que cada um necessita para a conquista do seu autoconhecimento e a modificação do comportamento é singular, baseado nos princípios abordados no RAFCAL.

Habitualmente estabelecemos um mínimo de 8 a 16 sessões para que o paciente se dê a oportunidade de processar mudanças e para que o mediador utilize todas as fases do processo.

O desejo por parte do paciente é que a mudança seja instantânea. O que, desde o início, é encarado como uma proposta de mudança de padrão de pensamento, pois o emagrecimento, acompanhado de reeducação afetiva e alimentar, representa um processo lento e gradual; o contrário disso é engodo, utopia.

Os encontros são inicialmente semanais (1 vez por semana), e, conforme as mudanças de comportamento, a autopercepção, vão sendo desenvolvidas e trabalhadas, reduzimos os encontros para quinzenais. Mais tarde, ocorrem 1 vez por mês com o objetivo de manutenção, e por fim chega-se à alta.

Muitas pessoas tomam gosto pela aventura de mergulhar em si mesmas e seguem o programa por longo período, investindo assim no seu crescente autodesenvolvimento. A individualidade, os objetivos particulares indicarão o caminho.

Como destacam os autores Robert T. Kiyosaki e Sharon L. Lechter (já citados): "O ativo mais poderoso que possuímos é nossa mente". Investir nela vale a pena!

A técnica ou a tecnologia utilizada para realizar o estágio da Reeducação Afetiva é a Terapêutica Psicológica. O mediador no RAFCAL, como você já sabe, é o psicólogo clínico. Acompanhe no capítulo seguinte como ocorrem essas transformações, ou modificações do comportamento.

COMPARTILHANDO EXPERIÊNCIAS

Quando Juliana procurou atendimento, foi logo justificando que sua vida era muito corrida. Uma agenda intensa, viagens nacionais e internacionais. Muitos compromissos gastronômicos, reuniões, e pouco tempo para cuidar de si mesma, aproveitar a companhia dos filhos e do marido ou cuidar do espírito.

TERAPÊUTICA PSICOLÓGICA (PSICOTERAPIA)

CAPÍTULO 6

É irrefutável que as dificuldades em lidar com algumas emoções fazem parte do conjunto de sintomas que a obesidade encerra. Citações do tipo "para muitas pessoas a satisfação do paladar saciado ajuda a suportar angústias e compensar dissabores cotidianos" estão presentes, com poucas variações, nos infinitos artigos sobre obesidade.

Embora seja frequente esse tipo de constatação, comumente se centralizam as atenções no tripé: herança genética, sedentarismo e hábitos alimentares inadequados como os principais fatores responsáveis pelo excesso de peso/obesidade. As questões emocionais frequentemente recebem importância periférica. No entanto, a influência das emoções em um importante número de vezes, e para um número expressivo de pessoas, é um problema central, como você acompanhou nos capítulos anteriores.

O comportamento é um conjunto de atitudes e condutas psicológicas, uma maneira dinâmica de ser. Expressa a atividade mental na sua totalidade, inserindo-se em todos os momentos e movimentos, sejam eles visíveis ou ocultos, ruidosos ou silenciosos.

Nosso principal interesse está na pessoa, no ser humano que se expressa por meio de seu comportamento. Se o comportamento é nosso foco e nossa tecnologia a terapia psicológica, estamos no campo da Psicologia – a ciência do comportamento e dos processos mentais.

Antigamente (e infelizmente ainda nos dias de hoje) alguns consideravam a terapia psicológica indicada apenas para o tratamento das doenças mentais ou do comportamento anormal. Conhecimento insuficiente, visto que o atendimento a doentes mentais e o tratamento do comportamento anormal são apenas uma parte da atuação do psicólogo clínico.

As áreas que você acompanha adiante representam parte do corpo de conhecimento do profissional da psicologia e podem ajudá-lo a desmistificar a atuação do psicólogo clínico:

A hereditariedade (o que herdamos e o que aprendemos); ambiente (tanto interno quanto externo e como influencia nosso comportamento e a relação entre ambos); desenvolvimento (físico e emocional e suas mudanças no decorrer do ciclo vital – da concepção à velhice).

O cérebro; cognição; consciência; emoção.

As bases fisiológicas do comportamento (anatomia e fisiologia).

Os processos mentais: aprendizagem, percepção, atenção, memória, pensamento, linguagem, inteligência, criatividade, motivação etc.

O estudo da personalidade – normal e anormal (em que se estudam diversas teorias e seus diferentes autores: Freud, Jung, Rogers, Perls e outros. Daí existirem várias linhas terapêuticas.)

A psicologia social (estuda o comportamento do indivíduo e as influências sofridas pelos grupos).

A psicologia aborda uma ampla área de atuação que vai da clínica a empresas, hospitais, escolas, entre outras.

Como se vê, a psicologia é orientada por um extenso, completo e bem organizado corpo de conhecimento, que promove um caminho para uma profunda exploração do comportamento e do funcionamento mental. Porém, como todas as demais ciências, está longe de ser completa. Por isso insistimos na importância da complementaridade, da ação multiprofissional.

A orientação psicológica é um recurso capaz de livrar as pessoas de uma baixa auto-estima, de expectativas rígidas em relação a si mesma, entre tantos outros aspectos que tolhem o desenvolvimento, capacitando-as a desenvolverem seu potencial de vida de forma mais plena.

Os objetivos básicos da clínica psicológica não se reservam apenas a aliviar o sofrimento afetivo/emocional e intensificar o bem-estar. Sim, esse é um objetivo – reduzir os medos irracionais, atender aos sofrimentos causados pela depressão e os sentimentos perturbadores, aliviando com isso o sofrimento. Mas também é seu objetivo despertar o aprendizado de novas habilidades, promover mudanças nos padrões de pensamento, provocar a avaliação de novas estratégias para o relacionamento consigo próprio e com os outros, promovendo o bem-estar.

No capítulo de introdução ao Programa RAFCAL, comentamos brevemente que nas últimas décadas passamos a conhecer melhor o cérebro, extinguindo muitas crenças ultrapassadas em relação ao funcionamento desse órgão.

No cérebro estão as bases fisiológicas do comportamento. Como você sabe, o cérebro e os processos mentais são áreas de interesse do psicólogo.

O cérebro é constituído por células especialistas na recepção, condução e transferência de informações. Essas propriedades são fundamentais para que se faça a interação entre o organismo e o ambiente, sendo utilizadas também para o controle interno do organismo.

O sistema límbico é composto por um contínuo de estruturas, as quais são importantes no controle das emoções e dos processos motivacionais, da memória e da aprendizagem, além de participarem na regulação do sistema nervoso autônomo e da interação neuroendócrina.

O neocórtex é a sede do pensamento; dos centros que reúnem e compreendem o que os sentidos percebem. É responsável por acrescentar a um sentimento o que pensamos dele – e permite que tenhamos sentimentos sobre ideias, artes, símbolos e imagens. É o neocórtex que nos confere o que é distintamente humano.

As duas mentes – a racional e a emocional – operam na maior parte do tempo em estreita harmonia, entrelaçando seus modos de conhecimento para que nos orientemos no mundo.

Em geral há um equilíbrio entre as duas, com a emoção alimentando e informando as operações da mente racional, e a mente racional refinando e às vezes vetando a entrada das emoções. Apesar dessa inter-relação, são faculdades semi-independentes, cada uma refletindo o funcionamento de circuitos distintos, embora interligados, do cérebro.

Na maioria das vezes as mentes emocional e racional se coordenam: os sentimentos sendo essenciais para os pensamentos e os pensamentos sendo essenciais para os sentimentos. Porém, não é sempre assim; quando surgem emoções fortes (medo...), esse equilíbrio fica instável, e a mente emocional assume o comando, inundando a mente racional.

Quem de nós passa pela vida sem lágrimas de alegria ou de dor? Quem de nós nos desafios que a vida apresenta, em sua ímpar história de vida, quando criança, adolescente ou adulto, não passou por situações de grande emoção?

Todos nós passamos por fortes emoções: positivas e negativas. O sofrimento emocional, situações como rejeição, privação de carinho, ou outros sofrimentos formam feridas emocionais, situações que ficam marcadas na nossa memória emotiva, e isso nos gera problemas emocionais. Da mesma forma que o despertar de emoções agradáveis nos proporciona bem-estar.

Em se tratando de feridas emocionais, a terapia psicológica, ou psicoterapia, é capaz de remodelar esses padrões emocionais profundos e mal-adaptados armazenados na memória emotiva, e isso é possível porque os circuitos cerebrais da mente humana são maleáveis.

Como sabemos, há uma dinâmica entre as estruturas do sistema límbico e as estruturas mais informadas do córtex pré-frontal.

Vimos anteriormente que nossa memória emotiva registra e arquiva as emoções pelas quais passamos na vida (e num ciclo de vida passamos por muitas, tanto positivas quanto negativas). Uma vez que nosso cérebro aprendeu essa forma de reagir à emoção, esse aprendizado ficará arquivado para o resto de nossas vidas. Por isso ninguém está isento dos conflitos que as emoções geram. Portanto, todos nós temos conflitos emocionais.

Você pode perguntar se isso significa que seremos sempre vítimas dessas emoções dolorosas e dos comportamentos inadequados que elas evocam. A resposta é não, em absoluto. A disposição de experimentar nossos sentimentos não significa absolutamente que as emoções tenham de dar a última palavra em relação ao que fazemos.

A função da psicoterapia é justamente ensinar o cérebro a lidar com a emoção de maneira mais bem-sucedida. Em termos neurológicos, o que acontece é que o cérebro aprende a inibir a ação devastadora da amígdala, fazendo assim uma supressão da impulsividade descontrolada. Aprende a pensar melhor, e ao fazê-lo modela novo padrão de resposta, ou seja, o seu comportamento.

A emoção será preservada, pois faz parte da nossa vida. Como comentamos no segundo capítulo, se um de nossos órgãos adoece, não o extraímos, pois comprometeríamos desfavoravelmente nossa estrutura vital. Cuidamos de promover sua saúde. Com as emoções não é diferente.

O cérebro em sua estrutura pré-frontal aprende a aprimorar e frear o impulso da amígdala, mas não pode extinguir a sua reação. O que se passa é que adquirimos melhor controle, que pode ser traduzido em maturidade, equilíbrio ou temperança.

Os ganhos são muitos, dentre eles, podemos reduzir, por exemplo, o tempo de sofrimento mediante uma situação de conflito, conquistando assim uma recuperação mais breve para nosso estado de harmonia. Isso é um sinal de conquista de maturidade emocional, isso é educar nossos afetos.

É possível ensinar ao nosso cérebro uma maneira mais saudável de agir, produzir respostas, comportamentos mais adequados às nossas expectativas de vida. É possível mudar padrões de comportamentos que insistimos em adotar e que são desastrosos para nós. Como, por exemplo, nos comportarmos de maneira a viver relacionamentos românticos destrutivos ou pouco prazerosos. Infelizmente, muitos fazem dos comportamentos inadequados um estilo de vida, dizendo: é o meu jeito, a minha personalidade, sem tomar consciência de que são seres modificáveis e que, em virtude disso, podem aprender a ser diferentes, e diferentes para melhor!

A aprendizagem emocional pode durar por toda a vida. É o que chamamos no Programa RAFCAL de Reeducação Afetiva, o que não significa que você precisará passar a vida em terapia.

Costumo dizer aos meus pacientes que nosso objetivo é instrumentalizá-los. É como se ele tivesse na sua caixa de ferramentas um martelo e um prego, e o nosso trabalho juntos fosse complementar sua caixa de ferramentas com serra, furadeira, parafusos, pregos, lixas, colas, chaves de fenda etc. Certa vez li o seguinte em algum provérbio: para quem só tem um martelo, todo problema é um prego. Assim, enriquecer nossa caixa com ferramentas emocionais é necessário para ampliar nosso leque de opções e a eficácia das nossas ações.

Falar nesses termos sobre a terapia psicológica nos parece necessário por um motivo simples: a grande maioria das pessoas pensam que a terapia é algo etéreo, intangível, místico, filosófico, ou uma simples conversa e, o que é ainda mais distante, o fornecimento de conselhos.

Não. Como você pôde acompanhar nas reflexões anteriores, a psicoterapia é um processo neurológico. As nossas emoções e sentimentos têm bases neurais que decorrem da atividade cerebral e de sua interação com o corpo.

A essência humana é nossa capacidade de raciocinar, e esse processo acontece na mente (caracterizado pelo neocórtex). A mente é tudo aquilo por meio do qual percebemos o mundo e o apreendemos (Branden, 2000). Desde tarefas simples como uma atividade doméstica até um experimento científico, tudo exige um processo mental. Nos relacionamentos íntimos, desde a forma como respondemos a nosso parceiro, a maneira como conduzimos a educação das crianças, a capacidade de reconhecermos a incongruência entre o que dizemos e como nos comportamos, a maneira como lidamos com a mágoa, as saídas que escolhemos para solucionar problemas, tudo exige um processo de pensamento.

A mente humana não nos conduz a adotar comportamentos que visam instintivamente nosso melhor. Não encontramos saídas mais acertadas para as nossas dificuldades simplesmente porque decidimos não pensar nisso e agimos por instinto.

Não, a consciência não se expande de modo reflexo diante do novo e do desconhecido; pelo contrário, por vezes se retrai. Daí a importância da aprendizagem mediada, pois impulsiona a expansão da consciência.

Deus nos deu uma extraordinária responsabilidade, nos proveu de livre-arbítrio, assim podemos optar entre aumentar ou diminuir a nossa consciência, entre escolher comportamentos que nos prejudicam ou que nos edificam. Temos a liberdade para escolher pensar ou deixar de pensar. Aí está o cerne da nossa responsabilidade e da nossa liberdade também. Uma parte expressiva do nosso destino está nas escolhas que fazemos.

Embora a proposta deste livro seja auxiliar as pessoas que sofrem de obesidade, o que até então foi descrito se aplica a todas as pessoas, pois não são apenas as pessoas que padecem de obesidade que podem usufruir da aprendizagem afetiva, mas todas, indistintamente.

Como destacamos no segundo capítulo – nenhum de nós, gordo ou magro, está isento das influências das emoções em nossas vidas, acrescentamos: tampouco da responsabilidade do que fazer com elas.

O desafio da psicoterapia não é apenas tratar a parte doente do indivíduo, mas, principalmente, mobilizar sua parte saudável.

Comentamos com você que este livro não pretende ser um livro de autoajuda, e não pretende mesmo. Somos desprovidos de autossuficiência, por isso precisamos de ajuda.

Poucas coisas fazemos sozinhos. Entendemos que a mente é um território em que provavelmente o indivíduo não terá muito êxito ao explorá-lo sozinho.

Metaforicamente, a mente é uma espécie de edifício, cujos níveis mais baixos, seu alicerce (o sistema límbico), guardam os mecanismos que regulam o processamento das emoções e dos sentimentos. O acesso a esse subsolo não é tão simples. Não que uma boa leitura não possa ser proveitosa, a biblioterapia é sempre uma alternativa interessante. Porém não deve ser isolada, mas orientada de maneira a produzir trocas efetivas.

Há no interior da mente, ou psique de cada um, obstruções ao pensamento – mecanismos de defesa, bloqueios inconscientes que interceptam nossas intenções solitárias de autoexploração. Lembra-se da secção da personalidade, da divisão entre consciente e inconsciente proposta por Freud, citada no capítulo 2?

Não podemos nos esquecer de que a mente emocional e a racional, embora inter-relacionadas, são também faculdades semi-independentes. Você leu anteriormente que a anatomia cerebral permite que algumas reações e lembranças emocionais possam formar-se sem que haja nenhuma participação consciente e cognitiva. A amígdala é um depósito de impressões emocionais situada no subterrâneo. Por isso a tendência é que, nas explorações solitárias, caminhemos na superfície do racional, do consciente.

Um exemplo disso se fundamenta nas pessoas que leram tudo sobre autoajuda, sobre pensamento positivo e não desenvolveram autopercepção. Não se autopercebem em seu discurso desconectado de suas atitudes. São aqueles que têm explicações racionais para tudo, são conselheiros do bem, do bem que não praticam. Não há integridade. São pessoas que pregam a felicidade, mas não a conhecem.

Outros fazem das mentalizações positivas o caminho para uma vida de sucesso. Porém pensamentos positivos, plantados sobre alicerces frágeis (baixa autoestima), são plantas sem raízes, duram pouco tempo até que murchem.

Há pouco descrevemos que, uma vez registrada em nossa memória a história das nossas vidas por meio das emoções, esse registro não é deletável, mas permanente. Mas destacamos também que o cérebro pode aprender novos comportamentos. Esses pensamentos abrem caminho para a introdução no Programa RAFCAL da Teoria da Modificabilidade Estrutural Cognitiva – Modelo da Aprendizagem Mediada, proposta por Feuerstein. É por isso que seus pressupostos estruturam o Programa.

Para Feuerstein, mediar a consciência de que o ser humano é uma entidade modificável é postular que a mudança é possível, e que essa mudança pode ser estrutural, permanente e significativa em nossas vidas.

A educação afetiva proposta pelo Programa RAFCAL utiliza-se da terapia psicológica, e essa se utiliza da palavra como seu principal instrumento. A palavra, irrefutavelmente, encerra um poder que cada um de nós conhece por si mesmo. Em razão do seu alto poder de promover modificação, a palavra tem um importante alcance terapêutico. O expressar-se é intrinsecamente terapêutico.

Após o escoamento da energia contida nas palavras e do alívio emocional que isso promove, é necessário conduzir proveitosamente o paciente a explorar os sentimentos mais a fundo e a examinar seus pressupostos subjacentes. Ele deve ser motivado a falar, e aí a palavra faz o seu trabalho.

As palavras são como representantes de nossos pensamentos, sentimentos e emoções. Nossas emoções dolorosas são como sombras que se desfazem quando as enfrentamos. Essas sombras exercem poder e só desaparecem quando damos nomes a elas. Ao falar, damos voz à nossa dor, e então ela já pode nos deixar livres.

No decorrer da nossa explanação, enfatizamos o sintoma como um sinalizador, um transmissor de informação. Como dizia Freud, um pedaço esquecido da nossa própria história. Um pensamento do qual não se tem consciência. Esse pedaço da nossa vida é como uma peça de quebra-cabeça, que no seu contexto tem um significado, como expressamos no Capítulo 2.

No RAFCAL o psicólogo é um mediador. Como psicoterapeuta, sua postura coaduna-se com a proposta terapêutica que adota (experiência da aprendizagem mediada e técnicas psicológicas), o que não exclui o conhecimento sobre o inconsciente. Ao contrário, o conhecimento dessa mecânica o auxilia na condução da verbalização do paciente e no seu reposicionamento por intermédio da linguagem.

No RAFCAL, o psicólogo mediador, no desenvolvimento do trabalho com o paciente, deve caminhar com ele pelas vias que ele desconhece para levá-lo a descobrir que possui os recursos de que necessita para resolver os desafios de sua vida.

Transmitir essa convicção ao paciente é uma habilidade que o mediador precisa ter, além de acreditar com convicção no potencial de modificabilidade que o seu paciente certamente tem.

Algo que valorizamos no RAFCAL e que entendemos como importante é a integridade do mediador, sua capacidade de vivenciar o que deseja transmitir. Para ilustrar esse pensamento, segue uma pequena história descrita por Nathaniel Brenden em seu livro a Autoestima e Seus Seis Pilares (2000).

Na Índia havia uma aldeia em que existia um sábio que tinha ajudado uma família mais de uma vez. Um dia, o pai e a mãe o procuraram novamente, levando consigo o filho de 9 anos. O pai disse: "Mestre, nosso filho é encantador, nós o amamos muito. Mas ele tem um problema terrível, uma fraqueza por doces que está estragando seus dentes e sua saúde. Já conversamos com ele, discutimos, imploramos e o castigamos. Nada funcionou. Ele continua consumindo uma quantidade absurda de doces. O senhor pode nos ajudar?" Para a surpresa do pai, o guru respondeu: "Vão embora e voltem em duas semanas". Como não se discute com um guru, o casal obedeceu. Voltou depois de duas semanas e o guru disse: "Bem, agora podemos prosseguir". O pai perguntou: "Diga-nos, por favor, por que nos mandou embora há duas semanas? O senhor nunca tinha feito isso". E o guru respondeu: "Precisei de duas semanas porque tive uma fraqueza por doces a vida toda. Antes de enfrentar e resolver essa questão dentro de mim, eu não podia ajudar o filho de vocês".

Não pretendemos dizer com isso que os psicólogos clínicos que trabalham com comportamento alimentar tenham que ter sofrido de patologias do comportamento alimentar para promover ajuda eficiente ao paciente. Se tiver essa experiência para compartilhar com ele, será de bom proveito, porém não é essa a questão.

Estamos enfatizando que, para auxiliar o paciente em suas necessidades emocionais, necessariamente o psicólogo precisa ter aprendido em sua própria terapia a enfrentar o seu funcionamento íntimo. Se não sabe por experiência própria sobre si mesmo, não terá a compreensão íntima do que é necessário para dar a melhor sustentação ao paciente. Assim como a exploração solitária (unilateral) não produz efeitos consistentes, a relação terapêutica conduzida pelo mediador que desconhece a si mesmo também não. Isso porque os assuntos não resolvidos internamente criam limites para a capacidade de ajudar o outro de maneira eficaz. Não é prudente acreditar que o que dissemos comunica mais do que aquilo que manifestamos em nosso comportamento não verbal. Há um jargão no meio profissional que diz que o "psicoterapeuta leva seu paciente até onde ele mesmo foi capaz de chegar".

A beleza e a eficácia da terapêutica psicológica coadunam-se com uma das tantas belezas da vida, que ensina que uma das coisas mais lindas é que nenhum homem ou mulher consegue sinceramente tentar ajudar os outros sem ajudar a si mesmo.

Como visto no Capítulo 4, David Sasson considera o mediador e a qualidade da sua mediação como fator principal para o sucesso da mediação. Seus traços de personalidade, estilo de vida, se refletem na sua maneira de mediar.

Na condução do RAFCAL, o mediador (o psicólogo clínico ou psicoterapeuta) observa os parâmetros norteadores da experiência da aprendizagem mediada e atua com base em seus princípios. Vejamos como esses princípios se inter-relacionam com a prática terapêutica.

PARÂMETRO DA INTENCIONALIDADE

No RAFCAL, o terapeuta reconhece e trabalha consciente da sua intencionalidade (que o paciente emagreça superando seus entraves afetivos). Acompanha o paciente na evolução da sua modificação do comportamento, discute com ele a vivência do processo, dedica tempo à discussão das dificuldades encontradas. Entende que não se deve atribuir unicamente ao paciente a responsabilidade pelo processo. Ele se reconhece, é claro, dentro do seu limite, participante dessa responsabilidade.

Através da ficha de acompanhamento de peso e do diário alimentar, o mediador junta-se ao paciente no cumprimento de seu objetivo. Fazem uma parceria, o que reforça a implicação do paciente no seu tratamento, pois se sente acompanhado de perto.

O mediador precisa mais do que cobrar posturas e transformações, precisa estimular o sujeito a transformar-se.

A intencionalidade do mediador e a reciprocidade do paciente não devem ser perdidas de vista, mas, sim, ativadas constantemente nas sessões semanais.

PARÂMETRO DA TRANSCENDÊNCIA

É análogo ao conceito de generalização. No RAFCAL esse parâmetro é utilizado com o objetivo de que o paciente desenvolva um comportamento alimentar adequado e permanente.

A atitude da transcendência leva à conscientização de que o comportamento alimentar saudável não se restringe ao período de dieta, a ocasiões ou ambientes específicos em que se pode preparar para si uma refeição saudável. Mas deve ser internalizado (consciência da intencionalidade) e adotado em casa, no restaurante, no supermercado, na casa de amigos etc. Porque a mudança de comportamento é um compromisso consigo mesmo. E nesse caso não cabem desculpas, pois, sem a atitude da transcendência, a ideia de dieta restritiva volta a reinar.

"Se o aprendizado de um conceito, uma mudança de comportamento ou uma transformação de imagens mentais não puderem ser aplicados, atribuídos, utilizados ou reorganizados em outros contextos, outras situações ou outros momentos de sua vida, então o que foi aprendido não serve para nada, ou não foi aprendido".

PARÂMETRO DO SIGNIFICADO

Ao aplicar o RAFCAL, sabemos que o paciente, ao chegar no consultório, traz consigo os significados de sua vida, com base em sua realidade subjetiva, nas relações com o meio em que se desenvolveu e em que vive. Isso serve também para os significados alimentares que o seu comportamento expresso.

Os significados são necessários para nós. Respeitá-los é fundamental para uma atitude terapêutica saudável. Não podemos simplesmente impor novos padrões, devemos, sim, com base nos princípios já adquiridos pelo paciente, conduzi-lo à modificação comportamental.

Sabemos que as emoções podem promover significados tanto positivos quanto negativos em nossas vidas, e isso se reflete no conjunto de comportamentos que manifestamos, inclusive no alimentar.

Por razões como essa, faz parte do programa reavaliar os significados, retificando as distorções que comprometem a intenção de emagrecimento e manutenção de peso.

"Ao significar atos, objetos, comportamentos, situações, ações ou processos, permite-se que o paciente procure a significação de seus próprios atos mais tarde, em outros contextos, em outros momentos".

A questão dos significados é muito expressiva na aquisição dos valores que damos aos alimentos, como você pode observar no exemplo da omelete (Capítulo 3). Pensamos que pode influenciar na escolha do tipo de alimento que fazemos uso para saciar nossa fome psicológica em momentos de angústia, de compulsão alimentar. Em virtude disso, os aspectos que envolvem os significados são profundamente examinados na reeducação afetiva.

MEDIAÇÃO DO SENTIMENTO DE COMPETÊNCIA

Aborda uma questão muito presente no processo de emagrecimento: o sentimento de competência frágil que o paciente tem em relação a si mesmo.

Muitas vezes sentem-se derrotados, fracassados, torturam-se, pela sua incompetência. São unânimes em dizer: não tenho força de vontade.

Promover o sentimento de competência no paciente é vital para o êxito do programa de emagrecimento, e isso significa trabalhar terapeuticamente a sua autoestima.

MEDIAÇÃO DA AUTORREGULAÇÃO E CONTROLE DO COMPORTAMENTO

Como comentado no parâmetro anterior, o paciente está com sua autoestima fragilizada, e isso interfere na sua capacidade de autocontrole, uma questão delicada que já abordamos.

Assim, os esforços de controle alimentar precisam ser analisados à luz da consciência, da realidade da situação, para evitar que se reforce a baixa autoestima, potencializando os ciclos compulsivos.

Esse parâmetro coaduna com a intenção de ampliação do nível de percepção e consciência que o paciente opera, despertado através da reeducação afetiva.

MEDIAÇÃO DO ATO DE COMPARTILHAR

Esse parâmetro está em consonância com a necessidade do paciente em compartilhar o que considera a difícil tarefa de emagrecer. O mediador no RAFCAL apresenta-se mais próximo para que o paciente tenha acesso a esse compartilhar.

Ao praticar a intencionalidade, o terapeuta revela ao paciente que acredita nele, na sua capacidade de modificação. Se percebe que o paciente está faltando, liga para ele e fala da importância de persistir no tratamento. Não podemos perder de vista que o paciente com obesidade se considera sem força de vontade, e que a resistência é um mecanismo de defesa esperado. O papel de mediador do psicólogo é ser um suporte.

Não foram poucas as vezes em que o paciente se sentiu motivado e mais humano com o fato de o mediador compartilhar com ele as suas dificuldades pessoais já superadas.

Isso não significa fazer do setting terapêutico um espaço para o mediador revelar suas conquistas, ele deve fazer isso na sua terapia. Mas, em momentos oportunos e apropriados, ele poderá fazê-lo, sem receios.

No RAFCAL, e em nenhuma terapia, o profissional precisa se sentir fragilizado em reconhecer suas próprias dificuldades. Isso é muito terapêutico, pois o paciente percebe que quem o auxilia é um ser humano, não um deus, perfeito e sem problemas. Se o mediador sentir a necessidade de parecer inatingível, perde a sua integridade e, junto com ela, tira do paciente a oportunidade de construir a sua.

O mediador não está ali como o dono do saber, a autoridade que deve ser obedecida por medo de repressão. Agindo dessa forma, o paciente continua transferindo para o outro a responsabilidade pelo seu emagrecimento, afinal, o outro sabe, o outro tem força de vontade. Esse comportamento reforça a imaturidade e o pouco desenvolvimento da autorresponsabilidade que o paciente necessita adquirir para se responsabilizar pelas suas conquistas.

No RAFCAL, diferentemente, é uma parceria que se estabelece, na qual cada um efetivamente deve se responsabilizar pela sua parte.

MEDIAÇÃO DA INDIVIDUAÇÃO E DIFERENCIAÇÃO PSICOLÓGICA

No RAFCAL esse parâmetro reflete a singularidade do ser que está em tratamento: seu metabolismo, sua estrutura física, sua descendência cultural, seus estilos, seus gostos, seu paladar. Tudo em absoluto que é estritamente seu.

O processo de reeducação afetiva aprofunda esse parâmetro, visando ao desenvolvimento da individualidade do paciente.

MEDIAÇÃO DA BUSCA, PLANEJAMENTO E ALCANCE DOS OBJETIVOS

Quando se trabalha no RAFCAL a autoestima do paciente, visa-se instrumentalizá-lo para que possa estabelecer suas metas de maneira mais congruente com suas potencialidades. O autoconhecimento lhe confere informações importantes sobre si mesmo, que o ajudam a definir ou redefinir seus objetivos.

A fase de Estabelecimento de Metas no RAFCAL trabalha intensamente esse parâmetro.

MEDIAÇÃO DA BUSCA DA ADAPTAÇÃO A SITUAÇÕES NOVAS E COMPLEXAS – DESAFIOS

Um dos objetivos do RAFCAL é caminhar com o paciente no confrontamento das dificuldades não apenas relativas ao seu peso, mas a sua vida como um todo.

Cada descoberta do paciente em relação a si mesmo abre um novo horizonte, possibilidades ainda não experimentadas, pois o autodesenvolvimento orienta-se pelo caminho do infinito.

MEDIAÇÃO DA CONSCIÊNCIA DE QUE O SER HUMANO É UMA ENTIDADE MODIFICÁVEL

Os axiomas que embasam esse parâmetro (ver capítulo 4) são extremamente valiosos no RAFCAL, visto que o Programa parte da singularidade de cada pessoa e da crença em seu potencial de mudança. Nesse caminho, cabe ao mediador auxiliá-lo, exercendo uma função de suporte.

Assim, cada paciente descobrirá, na experiência de examinar a si mesmo, qual o seu potencial de modificabilidade, que certamente possui, pois é condição *sine qua non* da natureza humana.

Por meio desse processo o paciente descobre-se e capacita-se a ser agente das mudanças que pretende para sua vida, comprometendo-se consigo mesmo em realizá-las, pois nessa altura do caminho já deve ter-se descoberto capaz.

MEDIAÇÃO DA ESCOLHA PELA ALTERNATIVA OTIMISTA

Esse parâmetro é embasado pela autorresponsabilidade, a autoconsciência, de tal modo que o paciente perceba e se conscientize de sua implicação não só em seu emagrecimento, mas em todas as esferas de sua vida.

MEDIAÇÃO DO SENTIMENTO DE PERTENÇA

Mais que pertencer a grupos, sociedades ou culturas, esse parâmetro no RAFCAL norteia o despertar no paciente do sentimento de pertencer a ele sua própria vida.

Abordamos as sete áreas de base da vida (ver Capítulo 5) como sendo áreas que nos pertencem, portanto podemos dirigi-las de maneira a reorientar nosso destino, fazendo sempre o que melhor podemos com aquilo que temos.

A vida é um dom que merece ser acolhido, desenvolvido, melhorado, jamais relegado à sorte. Até porque a sorte não presenteia pessoas despreparadas.

Unindo os parâmetros da experiência da aprendizagem mediada com as técnicas psicológicas, podemos conceder maior eficácia ao tratamento.

Seguindo a trilha de eficácia da terapia psicológica podemos também destacá-la como ferramenta para o desenvolvimento da inteligência emocional, pois está intimamente relacionada à educação afetiva.

Acompanhe na sequência algumas das aptidões a serem adquiridas para a conquista de inteligência emocional, objetivos que o RAFCAL também alcança:

Inteligência Emocional
Aptidões Emocionais
- Identificar sentimentos.
- Expressar sentimentos.
- Avaliar a intensidade dos sentimentos.
- Lidar com sentimentos.
- Adiar satisfação.
- Controlar impulsos.
- Reduzir tensão.
- Diferenciar sentimentos de ações.

Aptidões Cognitivas
Falar consigo mesmo (dialogar interiormente) – uma forma de enfrentar um assunto ou reforçar o próprio comportamento.

Ler e interpretar indícios sociais – reconhecer influências sociais sobre o comportamento, perceber-se na perspectiva da sociedade maior.

Estabelecer etapas para resolver problemas e tomar decisões – controlar impulsos, estabelecer metas, identificar ações alternativas, prever consequências.

Compreender a perspectiva dos outros.
Compreender normas de comportamento – escolher comportamentos, qual é o adequado, qual não o é, em determinadas situações.
Autoconsciência – criar expectativas realistas em relação a si mesmo.
Em palestra em Curitiba, David Sasson, ex-colaborador de Feuerstein, enfatizava que não é possível lidar com nenhum fenômeno se não estivermos conscientes dele.
É necessário um alto nível de consciência sobre o seu processo mental. O processo mental pode ser conhecido por meio de questionamentos. Não basta saber a resposta, é preciso saber como se chegou à resposta.

Aptidões Comportamentais
- *Não verbais*: comunicar-se por contato ocular, expressão facial, tom de voz, gestos.
- *Verbais*: fazer pedidos claros, responder eficientemente à crítica, resistir a influências negativas, ouvir os outros, participar de grupos de forma positiva.

As técnicas psicológicas, aliadas aos parâmetros da experiência da aprendizagem mediada, podem ajudar significativamente o paciente a aumentar seu potencial de aprendizagem, auxiliando-o a conhecer a si próprio, ou seja, o seu funcionamento íntimo.

O desenvolvimento de habilidades emocionais promove autoconhecimento e, consequentemente, melhoria na qualidade das relações conosco mesmo e das que formamos com outros indivíduos. Seguem algumas dessas habilidades emocionais:

- *Autoconsciência*: observar a si mesmo e saber identificar exatamente o que está sentindo; formar um vocabulário para nomear sentimentos, saber a relação entre pensamentos, sentimentos e reações.
- *Tomar decisões*: examinar suas ações e avaliar suas consequências, saber se uma decisão está sendo ditada pela razão ou pela emoção. Precisamos aprender a utilizar nossas emoções para pensar, e não a pensar com nossas emoções.
- *Lidar com sentimentos*: monitorar a conversa consigo mesmo para captar rapidamente mensagens negativas, como repreensões internas, compreensão do que está por trás de um sentimento, mágoa por trás da raiva, por exemplo, encontrar meios de lidar com o medo, a ansiedade, a raiva, a tristeza.
- *Lidar com a tensão*: aprender o valor de exercícios e maneiras saudáveis de relaxar.
- *Empatia*: compreender os sentimentos e as preocupações dos outros e adotar a perspectiva deles; reconhecer a diferença no modo como as pessoas se sentem em relação às coisas.
- *Comunicação com o outro*: falar efetivamente de sentimentos; ser um bom ouvinte e um bom perguntador; distinguir entre o que alguém faz ou diz e suas próprias reações ou julgamento a respeito; enviar mensagens do eu, em vez de culpar.
- *Autorrevelação*: valorizar a franqueza e construir confiança num relacionamento; saber quando convém falar de seus sentimentos.
- *Intuição*: identificar padrões em sua vida e reações emocionais; reconhecer padrões semelhantes nos outros.
- *Autoaceitação*: aceitar-se tal como é e ver-se sob uma luz positiva, reconhecer suas forças e fraquezas; ser capaz de rir de si mesmo.
- *Responsabilidade pessoal*: assumir responsabilidade; reconhecer as consequências de suas decisões e ações, aceitar seus sentimentos e estados de espírito, ir até o fim nos compromissos (estudos, projetos etc.).
- *Assertividade*: declarar suas preocupações e sentimentos sem raiva nem passividade.

- *Dinâmica de grupo*: cooperação, saber como e quando tomar a liderança e quando se submeter a uma liderança.
- Solução de conflitos: como lutar limpo com as pessoas que dividem conosco nossas vidas.

A capacidade de aprender o novo, de mudar, afirma a capacidade de modificabilidade que todos possuímos. Auxiliar o paciente a desenvolver seu potencial de mudança é o trabalho do mediador no RAFCAL.

Outro componente vital da saúde emocional/afetiva é a autoestima. Para o psicólogo clínico Brandem, a autoestima é o sistema imunológico da consciência.

Sabemos que o sistema imunológico combate as doenças, fortalecendo o nosso organismo. Uma autoestima saudável faz o mesmo. Assim como saímos de uma doença com nosso organismo mais fortalecido, o desenvolvimento da autoestima prepara nossa mente para lidar com os desafios da vida de maneira mais eficaz.

É comum ouvirmos expressões do tipo: "fulano tem baixa autoestima, falta-lhe amor próprio ou beltrano elevou minha autoestima às nuvens fazendo-me aquele elogio".

Será que essas expressões corriqueiras correspondem efetivamente ao conceito de autoestima?

Há muitas definições sobre autoestima. Utilizaremos as de Dorothy Brigs e Nathaniel Brandem, por abordarem a autoestima de maneira simples e consistente.

Para Brigs, autoestima é a maneira pela qual nos sentimos em relação a nós mesmos. É o juízo geral que fazemos de nossa pessoa – o quanto gostamos de nós mesmos.

A autoestima não é uma pretensão ostensiva. Ao contrário, é um sentimento terno de autorrespeito, um sentimento de valor próprio que nos faz satisfeitos por sermos nós mesmos.

A autossuficiência, a pretensão (pseudoautoestima), é apenas uma manifestação falsa para encobrir uma autoestima precária, pois quando se tem uma autoestima saudável, não precisamos perder energia e tempo procurando impressionar os outros, já se conhece o próprio valor.

Para Brandem autoestima é uma experiência íntima. É a vivência de que somos adequados à vida e a suas exigências. É a confiança em nossa capacidade de pensar; confiança em nossa habilidade de dar conta dos desafios básicos da vida; a confiança em nosso direito de vencer e sermos felizes; a sensação de que temos valor e de que merecemos e podemos afirmar nossas necessidades e aquilo que queremos alcançar, colhendo o fruto dos nossos esforços.

A autoestima se firma sobre as atitudes da autoeficiência e do autorrespeito. Está intimamente relacionada com o racionalismo (razão), com o realismo (os fatos), a intuição, a criatividade, a independência, a flexibilidade, a capacidade de enfrentar os desafios da vida, a disponibilidade para admitir (e corrigir) erros, a benevolência e a cooperação.

Para Brandem, a autoestima está alicerçada sobre seis pilares, ou atitudes, que podemos desenvolver. São elas:

A atitude de viver conscientemente; da autoaceitação; da autorresponsabilidade; da autoafirmação; da intencionalidade e a atitude da integridade pessoal.

Autoestima baixa também é passível de modificação. Brandem sugere que, para desenvolvermos nossa autoestima, precisamos vencer a inércia, encarar os medos, confrontar o sofrimento, por vezes nos vermos sozinhos.

Precisamos vencer os fantasmas da preguiça e do impulso para evitar o desconforto. Se cedermos ao impulso de evitar o desconforto, acabamos por evitar aquilo que precisamos ver, porque não queremos sofrer. O fato de evitarmos ver produz, então, outros problemas, que também não queremos ver porque evocam sofrimento.

Essa fuga produz ainda mais problemas, pelo fato de não termos examinado os problemas anteriores que acabaram gerando estes últimos. A pilha vai crescendo, evitações sobre evitações, sofrimentos negados sobre sofrimentos negados. Infelizmente, grande parte dos adultos vive assim.

Investir em nossa autoestima e na consequente felicidade que nos proporciona é muito mais importante que o desconforto temporário que enfrentamos.

Aprender sobre as atitudes da autoestima saudável nos faz perceber que viver conscientemente nos motiva a confrontar nossos medos e a nos colocar frente a frente com sofrimentos não solucionados.

Perceber que a autoaceitação pode exigir que tornemos mais reais para nós mesmos pensamentos, sentimentos e ações que nos perturbam o equilíbrio e que isso pode abalar nosso autoconceito oficial.

Perceber que a responsabilidade pessoal obriga-nos a encarar nossa fundamental solidão e exige que abandonemos fantasias pueris. E que a autoafirmação pede-nos a coragem de ser autêntico, sem nenhuma garantia de como os outros vão reagir, o que significa nos arriscar a ser como somos.

Perceber que viver intencionalmente nos arranca da passividade e nos arremessa numa vida exigente, porém com foco mais nítido. E que viver com integridade exige que escolhamos nossos valores e nos guiemos por eles, quer isso seja agradável ou não.

Um bom psicoterapeuta sabe que o processo terapêutico não precisa ser mais doloroso do que realmente necessita ser.

Mediar o processo de aprendizagem afetiva do paciente é auxiliá-lo a compreender seu processo mental e a usufruir de suas habilidades emocionais. Conhecendo a si mesmo, se tornará afetivamente mais maduro.

O que pretendemos, e esperamos tê-lo feito, é destacar a terapia psicológica e sua união aos parâmetros da Experiência da Aprendizagem mediada como uma ferramenta para a educação afetiva.

Não é nossa intenção enfatizar uma ou outra abordagem psicológica, visto que pensamos que quaisquer uma delas pode promover educação afetiva, desde que bem utilizada, ou seja, orientada com profissionalismo.

É comum encontrarmos referência à terapia cognitivo-comportamental quando se fala em terapêutica psicológica auxiliar no processo de emagrecimento. Isso representa um passo expressivo da participação da orientação psicológica no tratamento da obesidade. No entanto, acreditamos que todas as linhas oficiais de terapia psicológica visam, em seu objetivo final, à instrumentalização do paciente para a resolução de problemas de um modo mais eficaz.

Naturalmente, existem várias linhas, e muito provavelmente essas existem em resposta à individualidade das pessoas.

Entendemos que a Gestalt-Terapia, a Terapia Junguiana, a Reichiana, a Comportamental, a Psicanalítica, entre outras, trabalham o afetivo, o emocional e, em consequência disso, o comportamento.

O Programa RAFCAL é um instrumento que visa à resolução de problemas, através das técnicas psicológicas aliadas ao método da aprendizagem mediada.

É possível acoplar o RAFCAL ao processo terapêutico independentemente da linha psicológica adotada. Por certo que o profissional precisa querer e aprender sobre o programa, o que passa pelo sistema de interesses e escolha do profissional.

Discorremos sobre a necessidade de preencher lacunas no tratamento da obesidade e especialmente de ampliar os conhecimentos e o atendimento às necessidades afetivas.

O RAFCAL é uma ferramenta complementar para auxiliar o atendimento às necessidades afetivas/emocionais do paciente que visa ao emagrecimento.

Entre as várias teorias psicológicas que se apresentam, a noção de Self-Suporte que a Gestalt-Terapia propõe é bastante pertinente à atuação do psicoterapeuta (mediador) no RAFCAL.

Essa teoria parte do princípio de que o ser humano possui o equipamento necessário para enfrentar os desafios da vida por meio do autoapoio e da autorregulação. O que acontece é que a pessoa não percebe que os possui, ou seja, dispõe dos meios, mas esses não estão conscientes. Por isso o paciente necessita de *Self*-Suporte.

Perls, o idealizador da teoria, acredita que o paciente pode, com o apoio do Self-Suporte, recuperar o potencial perdido em si mesmo e com isso desenvolver a autopercepção.

Se fôssemos discorrer sobre o papel do psicoterapeuta em cada uma das teorias, provavelmente chegaríamos a funções semelhantes, mas a intenção deste livro não abrange essas questões, detém-se tão somente em sublinhar a importância da educação afetiva e da terapêutica psicológica como instrumento para esse fim.

A função da terapia psicológica é auxiliar o paciente a desenvolver autoconhecimento (autoconsciência), fundamental para uma vida emocional saudável, pois a consciência e a aceitação do que somos, de como funcionamos, nos livra de muitos sofrimentos inúteis.

A terapia psicológica nos auxilia na libertação de regras rígidas que impomos a nós mesmos, por puro desconhecimento de nossa personalidade, e que acaba por impedir o nosso desenvolvimento e comprometem nossa autoestima.

O autoconhecimento promove a tomada de consciência de características pessoais, de temperamento, que fazem parte de nossa personalidade, mas que as desconhecíamos. Leva-nos a aprender a viver relacionamentos mais autênticos, a desempenhar melhor nossas atividades profissionais, a adquirir maior liberdade de escolha e a ter mais respeito próprio.

Ao desenvolver nossa inteligência emocional, nos tornamos mais assertivos e adaptados às nossas características pessoais, descobrimos novas soluções para velhos problemas e nos tornamos mais flexíveis para enfrentar os desafios da vida.

E isso está longe de ser a perfeição, mas está muito perto da integridade que se espera de nós. Porque perfeição, maturidade, é entendermos que podemos ser fortes em determinadas situações, mas também fracos em outras. Podemos sentir raiva, mas também sentimos amor. Podemos sentir medo, mas também conhecemos a coragem, porque um não existe sem o outro, e disso muitas vezes parece que nos esquecemos. Perfeição é o ajuste do fiel da balança.

Só chegamos a essas conquistas quando nos conscientizamos de que amor e ódio, raiva e mansidão, gordura e magreza fazem parte da dualidade da vida, como uma moeda que só tem valor por ter duas faces, cara e coroa. Ao ignorar uma delas, fazemos com que ela perca sua importância.

Essa é a versão mais poética da psicoterapia, mas em nada difere daquela outra, neurológica, que aponta a capacidade de modificação das conexões neurais, da criação de novas rotas no cérebro. O mais potente de todos os computadores tem uma infinita capacidade de aprender, basta que estejamos dispostos a investir nisso.

Questionamentos bem dirigidos levam o cérebro a trabalhar, enquanto respostas prontas o levam à estagnação. Daí a importância de exercitar o pensamento.

Enfatizamos que o sintoma traz uma mensagem, uma interrogação. Sua tarefa é nos questionar, para que aprendamos mais a respeito de nós mesmos.

A maioria das pessoas é um mistério, um estranho para si mesmo. Enquanto resistirmos a aprender, fecharmos nossa mente, o sintoma não nos deixará livres, pois a tradução de uma mensagem sintomática é uma oportunidade de promover novo aprendizado, para o cérebro ampliando a autopercepção.

Quando nos fechamos no plano psicológico agindo com rigidez, nos tornamos um continente de autorrepressão em que os impulsos ficam contidos. Tornamo-nos verdadeiras panelas de pressão, prontas a explodir ou a implodir a qualquer momento.

Um sintoma nada mais é do que uma maneira que nossas emoções rejeitadas encontram para se manifestar. Se não damos acesso para que penetrem em nossa consciência e se expressem, elas precisam aparecer disfarçadas no corpo (somatização), pois é imperativo que se expressem. Reprimir ou agir como se não existissem não soluciona o problema.

A ampliação da consciência implica em mudarmos a nossa visão costumeira das coisas, questionarmos e integrarmos de forma consciente à nossa vida algo que até então ficara retido no inconsciente: novas habilidades, novas posturas e verdades das quais nossa vida certamente se ressente.

Como pacientes, precisamos aprender a ouvir a nós mesmos e estabelecer contato com nossas emoções e sentimentos. Não só os positivos (amor, alegria etc.), mas também com nossas emoções negativas (ódio, preguiça etc.).

Uma pilha produz energia com somente um de seus polos? O auxílio do psicoterapeuta, conhecedor da dinâmica da personalidade, facilita o acesso do paciente à consciência e ao contato com a totalidade das nossas emoções.

Sozinhos, temos a tendência natural de evitar o sofrimento, passar por cima de nossos pontos cegos e propiciar o autoengano.

O mediador preparado deve suportar e compartilhar a dor com o paciente. Ampliar sua visão da situação, fornecer pistas e pontos de vista diferentes, possibilitando um confronto com o conflito de forma menos ameaçadora.

A verdade pode machucar, mas também liberta, destrói todas as ilusões com que nosso eu vive tentando se proteger.

Perceber a obesidade apenas como uma doença nos impede de olhá-la sob novos pontos de vista, especialmente como um sintoma que revela uma mensagem importante, tão importante que insistirá até que possamos escutá-la.

Um sintoma é apenas um sinal, uma espécie de professor que quer nos contar alguma coisa, nos mostrar algo que não percebemos.

O sintoma pode nos dizer o que nos falta no caminho que estamos percorrendo, mas isso pressupõe que entendamos sua linguagem. O mediador tem como função auxiliar no processo de tradução.

Intensificar a integração dos cérebros emocional e racional resulta em integridade, maturidade.

Uma pessoa puramente intelectualizada – só cabeça (razão) – é uma pessoa que vive unilateralmente. Seu cérebro parece separado do corpo e seus sentimentos ficam reprimidos.

Uma pessoa puramente sentimentos – só coração – é uma pessoa que também vive unilateralmente. Seu cérebro parece separado do corpo e sua razão aprisionada pelos instintos. É uma pessoa que não pensa sobre seus sentimentos, age por impulso. São os nocivos extremos.

Quando a interação entre os cérebros emocional e racional é ampliada, através do exercício da consciência, a pessoa se torna mais consciente, equilibrada, pode experimentar as aptidões cognitivas e emocionais anteriormente citadas.

A reportagem de capa da Revista Isto É traz informações sobre malhação cerebral. Relata que, embora o cérebro não seja um músculo, também precisa ser exercitado, caso contrário atrofia.

Destaca que a capacidade de memória, entre outras funções mentais, é melhorada com o exercício cerebral. A capacidade de reabilitação pós-lesões cerebrais, afastamento de doenças degenerativas, é capacidade que o cérebro possui. São constatações de que os circuitos cerebrais são maleáveis.

A Revista Veja destaca estudos voltados para a importância do bom humor e dos sentimentos positivos no tratamento de doenças. A importância das emoções na clínica médica foi considerada na tese de Goleman, sobre Inteligência Emocional, bem como o poder curativo do apoio emocional.

As emoções e os sentimentos estão presentes em todos, indistintamente, em um grau ou outro. Perceber essas nuanças é fundamentalmente importante para um tratamento integral.

Conquistar saúde emocional, desenvolver autoconsciência nos remete ao exercício de pensar, confrontar obstáculos e promover mudanças efetivas. Isso requer algum esforço.

Infelizmente, muitos ainda fazem tudo que tiverem ao seu alcance para evitar os conflitos, as tomadas de decisões, insistem em não pensar, sem perceber que trabalham contra seu próprio desenvolvimento, alimentam uma baixa autoestima e vivem muito aquém ou muito além de suas reais potencialidades.

Vivenciar um processo terapêutico, seja no tratamento da obesidade ou não, não significa que deixaremos de ter problemas, conflitos, assim como curar-se de uma doença não significa que não passaremos por outra. Afinal, a vida segue seu curso, e por isso mesmo as coisas continuarão a acontecer. A diferença é que teremos mais recursos cognitivos e emocionais para analisar as questões a respeito de novas e diferentes perspectivas (flexibilidade), levando em consideração especialmente quem somos, o que queremos e o que podemos.

O caminho para a autonomia contém alguns obstáculos, por isso precisamos de ajuda, de mediação, porque em algumas partes da jornada fica muito difícil prosseguir sozinhos, e é aí que muitos desistem: da dieta, do relacionamento, do novo emprego etc.

O Programa RAFCAL visa reduzir a distância entre o que se sabe (cognitivo) e o que se faz (comportamento). Essa distância pode ser estreitada com maior integração da inteligência emocional com a cognitiva.

O RAFCAL é uma ferramenta para acelerar mudanças e para usufruir melhor do "tempo de vida". Não precisamos esperar que apenas o tempo traga a resolução dos nossos problemas, que a maturidade chegue com o passar do tempo, pois maturidade afetiva independe de idade cronológica. Em vez de passivamente aguardarmos, nos colocamos ativamente a caminho. Separamos tempo para pensar, conhecer a nós mesmos, reorganizar e planejar, por entendermos que investir apenas no intelecto e deixar ao acaso a vida afetiva, emocional, pode ser um erro irrecuperável.

Goleman alerta para os sinais de uma sociedade emocionalmente doente, em que o consumo excessivo de drogas, a criminalidade alarmante, os desajustes nos relacionamentos e companhia cobram o preço de uma sociedade que investe alto no intelecto e relega ao esquecimento a sua vida afetiva.

Por essas razões que a educação que propomos tem um prisma abrangente. O décimo critério de mediação, que representa o quarto critério universal, reafirma a universalidade do conceito de modificabilidade e destaca: "eu mesmo posso modificar-me e com isso possibilitar àquela pessoa específica significativas modificações".

A educação é o que possibilita as transformações. Por isso, é urgente aprender que essa educação requer um horizonte mais amplo para que possa ser utilizada em quaisquer áreas da vida: intelectual, relacional, social, financeira, profissional, religiosa, fisiológica e emocional.

Após compartilhar com você a nossa visão do tratamento da obesidade, chegamos à conclusão de que o espaço que fica entre o que sei e o que faço é fértil para desenvolvermos educação afetiva.

A prática clínica em comportamento alimentar tem demonstrado que para conseguirmos êxito, juntamente com a reeducação dos hábitos alimentares e da prática de exercícios, precisamos também reeducar nossos afetos.

Compreender que uma atenção especializada às emoções e aos afetos é necessária amplia as possibilidades de compor um tratamento que auxilie num atendimento mais completo às necessidades da pessoa que está obesa.

Por meio do RAFCAL se pretende desenvolver a autopercepção para estar atento ao que acontece dentro de si mesmo e também ao redor de si. É o aprender a fazer contato consigo mesmo o que difere de apenas obter conhecimento, uma atividade que é muito mais intelectual que perceptiva.

Por isso, o RAFCAL – Reeducação Afeto-Cognitiva do Comportamento Alimentar-busca mais que um saber, pois de nada adianta saber muito sobre dieta alimentar, exercícios e comportamentos se não desenvolvermos as habilidades necessárias para transformar esse saber em fazer, em AÇÃO.

O RAFCAL é um tratamento complementar, estruturado e personalizado para atender às necessidades subjetivas de quem está com excesso de peso ou do obeso, visando gerar novos comportamentos frente à alimentação (desenvolvimento de comportamentos adequados ao objetivo de emagrecimento) e promover suporte afetivo/emocional para a manutenção das suas conquistas de emagrecimento (permanência dos comportamentos adquiridos para manutenção do peso).

Uma possibilidade disponível para pessoas que necessitam, sim, de dietas e exercícios, mas juntamente precisam também desenvolver uma relação saudável com a comida, com seu peso, com seu corpo e consigo mesmas.

EMOÇÕES E COMPORTAMENTO ALIMENTAR

"Passe lá em casa pra tomar um café". Uma frase simples e extremamente frequente. Nós não convidamos as pessoas para bater um papo, refletir, lembrar do passado ou brincar juntos sem que comida esteja presente. Nós já organizamos o encontro em função do alimento: jantares de formatura, churrascos de fim de ano, festas de encerramento, coquetel de abertura, jantares entre casais, aniversários de todos os tipos e tantos outros eventos sociais estão ligados à comida!

Alimentar-se não é apenas uma questão de sobrevivência física, mas está carregada de uma simbologia muito grande e complexa. Além dos aspectos sociais e culturais, há também os emocionais. Algumas pessoas comem doces quando estão tristes, sorvete quando se sentem solitárias, pizzas de sabores picantes quando estão com raiva ou ansiosas e frutas azedas quando suas vidas estão um tanto sem graça. Talvez com você seja diferente, os alimentos sejam outros, mas é importante reconhecer que existe uma relação entre suas emoções e aquilo que você come. E se essa relação for muito forte e levar você a alimentar-se de forma inadequada com frequência, então sua saúde estará comprometida.

A origem da relação emoção-comportamento alimentar ocorre já na amamentação. Quantas vezes a mamãe ofereceu o seio ao bebê para acalmá-lo? Para fazê-lo parar de chorar? Dessa forma, o bebê recebeu alimento no lugar (ou junto) do aconchego, do carinho, da voz suave ou da necessária retirada da fonte do seu incômodo. Assim, de forma não intencional, a mãe ensina seu filho a associar emoção à comida. Mais tarde, essa relação irá se aprofundar e solidificar-se por meio de novas situações socioculturais que reforçam a substituição. Basta observar alguns adultos prometendo às crianças doces, chocolates ou outras guloseimas se estas se comportarem da forma desejada. Comida jamais deveria estar relacionada a prêmios, pois mais tarde, quando adulto, a pessoa irá inconscientemente premiar-se face às conquistas tão suadas nessa sociedade altamente competitiva. Assim, em vez de celebrar suas vitórias comprando um bom livro, indo ao cinema, fazendo novos amigos ou viajando para um lugar legal, ingerem-se calorias além do necessário. Dessa forma, o prêmio passa a ser punição.

Todos esses aspectos sociais, emocionais e simbólicos são uma parte do problema. A outra é a ação que os alimentos têm no funcionamento do cérebro. A química cerebral sofre influências das substâncias contidas nos alimentos. Um dos exemplos mais conhecidos é a ação do açúcar. Sua influência na dinâmica dos neurotransmissores é tão forte que pode levar à dependência química.

O professor de Psicologia Bart Hoebel, do Instituto de Neurociências da Universidade de Princeton, nos Estados Unidos, fez uma descoberta interessante. Por meio de experimentos científicos comprovou que ratos se tornam dependentes químicos de açúcar a ponto de apresentar sintomas muito similares aos da dependência de cocaína ou outras drogas, principalmente quanto aos comportamentos apresentados nos períodos de abstinência. Já se sabia que o açúcar atua nos neurotransmissores alterando o humor de uma pessoa, mas com a pesquisa do Dr. Hoebel evidenciou-se a gravidade do problema. Conhecendo tais resultados, torna-se mais significativa a consciência sobre seu comportamento alimentar. Quanto de açúcar você está ingerindo diariamente? De que forma você está premiando suas conquistas? Como você lida com a tristeza, solidão, raiva, alegria, falta de sentido no trabalho ou com relacionamentos superficiais? Você tem a tendência de fugir dessas situações compensando com alimentos? Todas essas perguntas precisam ser respondidas com sinceridade para que a mudança de comportamento possa ocorrer. Saber é o primeiro passo.

A sutileza de algumas situações corriqueiras também pode contribuir para uma relação distorcida entre emoção e comportamento alimentar. Chegar cansado da escola e ser recebido pela mamãe sorridente com um almoço delicioso carrega esse momento de tanto significado que jamais um almoço será apenas um momento de ingestão de nutrientes. Muitos anos depois, sentar-se para comer trará, ainda que de forma não consciente, uma sensação de prazer e de acolhimento que não está na comida, pois a transcende.

Por si só isso não é ruim. Ter boas lembranças ou ficar feliz quando nos alimentamos é algo positivo. O problema surge quando, sem precisar de nutrientes, a gente busca aconchego, significado, carinho ou amizade nos alimentos em vez de buscar no aprofundamento das relações ou na construção de novos sentidos na vida.

Um agravante do erro de trocar "colo" por comida é um indicativo de baixa autoestima. Quem não se ama, ou pelo menos não se sente amada, diz para si mesma: "Já que não gostam de mim, não faz diferença se eu engordar ainda mais; já tô ferrada mesmo, comer não vai piorar; se ninguém me presenteia, eu vou me presentear com essa gostosura", e outras centenas de pensamentos autodestrutivos como esses vão surgindo. Em vez de buscar pessoas, buscam-se coisas. E o amor de verdade vai sendo substituído por comportamentos de fuga ou comportamentos destrutivos. É fundamental ter uma autoestima saudável.

Infelizmente a sociedade não contribui para que se tenha uma boa relação consigo mesmo e com a aparência. A mídia hipervaloriza a magra e bonita, relacionando sutilmente excesso de peso com preguiça, desleixo ou falta de amor próprio. Essa distorção reforça a dificuldade de adquirir comportamentos alimentares saudáveis, pois os alvos de magreza e beleza são praticamente impossíveis de serem atingidos, levando a pessoa a desistir de mudar.

O prazer decorrente de um bom prato de comida é imediato. Dar um colo a si mesma num período de ansiedade, solidão ou pressão no trabalho por meio de um chocolate, sorvete ou um prato predileto é mais simples que lidar com as emoções, conversar, desculpar-se ou preparar-se melhor profissionalmente. A saída rápida é escolhida, mas ela não soluciona. Não traz paz, traz culpa. Não faz amadurecer, não resolve conflitos nem melhora nossos relacionamentos. É por essas razões que emagrecer e manter-se magra não é simples, e a ajuda de profissionais habilitados na área é fundamental.

Buscar auxílio na psicoterapia é admitir que nosso valor como pessoa é grande, e o investimento na nossa felicidade, necessário. Lutar sozinho é ter uma falsa imagem sobre a complexidade do problema e abrir espaço para o fracasso. Achar que o excesso de peso é um problema exclusivamente alimentar é subestimar as emoções e suas influências.

Tornar-se magra não vai dar sentido à sua vida. O sentido precisa ser buscado independentemente do processo de reconstrução de hábitos alimentares saudáveis. No entanto, já que você está se propondo alvos na área física, aproveite para buscar também alvos nas outras áreas. Aprimore a forma como você lida com suas emoções, seus relacionamentos, sua vida espiritual e social, enfim, busque alvos para você inteira.

CONTRIBUIÇÕES DA NEUROCIÊNCIA PARA SAÚDE RAFCAL (REEDUCAÇÃO AFETO-COGNITIVA DO COMPORTAMENTO ALIMENTAR)

CAPÍTULO 7

Programa de Emagrecimento Saudável, Sustentável, de Combate ao Efeito Sanfona/Obesidade.

A clínica psicológica é reveladora; um laboratório em que partículas de palavras, doses de sentimentos dão forma às narrativas dolorosas, muitas vezes escondidas sob muitas e diversas camadas de comportamento que não deixam em nada relevar o que de fato se passa na particularidade de um ser, não fosse o ambiente terapêutico.

Pode ser uma mulher jovem, bonita, magra ou levemente acima do peso, engraçada, bem-sucedida profissionalmente, mãe e esposa. Pode ser jovem, ou ter mais de 60 anos. A dor de habitar desconfortavelmente o próprio corpo pesa além dos índices de massa corpórea e das estatísticas de caráter epidêmico da obesidade.

Sublinha-se que o destaque à dor feminina no relato supracitado não exime pacientes do sexo masculino, esses também padecem de sofrimento psíquico relativo às consequências de sobrepeso e obesidade. Deve-se ao fato do volume de procura de tratamento nessa abordagem ser maior por parte das mulheres, provavelmente pelo contexto social que onera e exige mais desse gênero.

O estudo da neurociência na atualidade torna-se altamente relevante para compreensão do desenvolvimento de habilidades e contribuições da plasticidade neural e seus impactos nos processos de ensino aprendizagem em diferentes fases do ciclo vital.

A Neurociência como área multidisciplinar que possui como tema central o estudo do sistema nervoso, articula conhecimentos em diferentes disciplinas. A integração da neurobiologia e seus desdobramentos na neuroanatomia, neurofisiologia, neurofarmacologia e a psicologia experimental e, por sua vez, também com suas ramificações na psicofarmacologia, psicofisiologia e psicologia cognitiva, proporciona um estudo mais sofisticado do sistema nervoso, gerando crescentemente novas perspectivas de compreensão da mente humana que podem ser muito bem aproveitadas em diferentes áreas do desenvolvimento humano.

Um cérebro bem estimulado aumenta as conexões entre as células nervosas, sinapses, melhorando a memória, a capacidade de raciocínio, o que reafirma a capacidade intelectual e genética intérmina do cérebro de produzir neurônios, embora se saiba que cada etapa do desenvolvimento da infância à idade adulta existam oportunidades mais férteis de plasticidade neural como as conhecidas janelas de oportunidades de desenvolvimento e suas consequentes plasticidades, que embora diminuam com o crescimento e envelhecimento, perduram até o findar da vida, permitindo contínuo desenvolvimento.

Essa capacidade plástica do cérebro é capaz de reorganizar padrões, sistemas e conexões sinápticas com vista à readequação do crescimento do organismo às novas capacidades intelectuais e comportamentais e se revela muito fértil na clínica psicológica.

Os circuitos neuronais são responsáveis pelas funções básicas do nosso sistema nervoso. Emoções vivenciadas como medo, raiva e prazeres originam-se nesses circuitos.

Aprendizagem, memória e emoções se interligam mediante processos de aprendizagem e o cérebro se modifica aos poucos fisiológica e estruturalmente como resultado da experiência.

O estudo da aprendizagem une educação e neurociência, que investiga os processos de como o cérebro aprende e lembra, desde o nível molecular a celular até as áreas corticais. Assim, as investigações que focalizam o cérebro e seu funcionamento, averiguando aspectos como atenção, memória, linguagem, sono, emoção e cognição geram valiosas contribuições.

Dessa forma, pesquisas em neurociências fornecem razões significativas para compreender por que certas abordagens e estratégias educativas são mais eficientes que outras.

E isso não é diferente na aprendizagem relativa ao comportamento alimentar. A maneira como o indivíduo percebe sua alimentação é influenciada por diversos fatores que vão desde a sua personalidade, valores, crenças, hábitos, emoções, gosto, fisiologia e regras particulares. Daí a importância de estar atento não apenas ao processo de emagrecer, mas também à pessoa que emagrece e conferir individualidade ao processo.

O comportamento alimentar é uma interação complexa de fatores fisiológicos, sociais e genéticos que influenciam a forma de uma pessoa relacionar-se com a alimentação.

A literatura demonstra e a prática confirma que alimentos específicos tendem a ser consumidos com a intenção de melhorar estados de humor negativos, ou como forma de lidar com o estresse, sendo a ingestão desses alimentos utilizada como uma estratégia de autorregulação de estados de humor e como consequência pode desenvolver sobrepeso/obesidade.

Situações dessa natureza são conhecidas como "comer emocional", uma terminologia popular conhecida e utilizada para denominar as escolhas de indivíduos que buscam a comida como estratégia de enfrentamento das emoções de difícil manejo, como medo, raiva e tédio, por exemplos.

É importante observar que tais comportamentos podem ocorrer por condicionamento de hábitos alimentares disfuncionais, mas também como efeito colateral de patologias importantes não diagnosticadas nem tratadas, como depressão, ansiedade, ciclotimia, dentre outras psicopatologias.

Alimentos hiperpalatáveis como doces e carboidratos simples, associados a privações causadas por dietas severas de restrição e o contexto social, que demanda corpos magros, exercem uma pressão conflitiva importante na relação com os alimentos.

A importância de investigar o contexto em que ocorrem esses episódios comportamentais relacionados com os hábitos alimentares são fundamentais, sabendo-se, inclusive, que determinados alimentos estimulam mecanismos de recompensa cerebral, elevando as dificuldades a patamares mais complexos.

O Programa RAFCAL que será apresentado na sequência configura-se como uma psicoterapia com ênfase em comportamento alimentar, com o objetivo de intervir nos comportamentos e emoções disfuncionais da relação do indivíduo com a alimentação e seu corpo.

Vários estudos indicam que intervenções psicoterápicas têm a capacidade de alterar o funcionamento do tecido neural, semelhante às intervenções psicofarmacológicas por exemplo.

Os efeitos duradouros da psicoterapia sobre o tecido neural parecem estar relacionados a mudanças estruturais que ocorrem durante a comunicação sináptica.

Vê-se crescente a interação entre neurociência e psicologia clínica. De forma que incorporar conhecimentos produzidos pela neurociência às teorias psicológicas têm sido ações adotadas por algumas escolas de psicoterapias.

Estudos dos mecanismos neurais envolvidos na psicoterapia partem do princípio que as várias técnicas psicoterapêuticas representam intervenções capazes de produzir alterações de longo prazo na emoção, na cognição e no comportamento de pacientes. Técnicas de neuroimagem funcional utilizadas em diversos e recorrentes estudos permitem detectar mudanças no funcionamento de estruturas associadas à intervenção psicológica.

Esses efeitos estão relacionados a processos de aprendizagem adquiridos ao longo do processo terapêutico, que uma vez adquiridas são armazenados em diferentes sistemas internos de memórias.

Compreender esses mecanismos neurais envolvidos em intervenções psicoterapêuticas conduz à melhor compreensão dos mecanismos neurais envolvidos em distintos sistemas relacionados com a aprendizagem e memória, que certamente são fundamentais para favorecer a manutenção do aprendizado e manutenção de hábitos alimentares saudáveis favoráveis a manutenção de um peso saudável e sustentável.

Parte da apresentação desse trabalho é um vídeo que contemplará brevemente a fundamentação teórica da metodologia RAFCAL, seus principais pilares e sua ampliação através da instrumentalização de profissionais da psicologia e nutrição.

Orienta-se sobre duas palavras: expressão e interrogação. A primeira sublinha a relevância dos conhecimentos da pós-graduação em neurociências e comportamento, em seu favorecimento na compreensão e desenvolvimento de novas camadas de aprofundamento à metodologia RAFCAL.

Sua releitura numa perspectiva neurocientífica e sua instigação em busca de ampliar a compreensão das estruturas cerebrais envolvidas na complexidade do comportamento alimentar consistem no mote primordial desse trabalho.

A segunda lança uma interrogação a partir do comentário em aula do professor Pedro Schestasky (e correlação com diversas disciplinas) – sobre full neuromodulação.

"O cérebro é modificado por eletricidade, mas também por emoção. E a realidade virtual triplica a estimulação transcraniana porque insere emoção no processo. Combiná-las é o melhor caminho".

Nesse contexto interroga-se como proposta reflexiva e chave para experimentação em estudo futuro: Seria a full neuromodulação, combinação de estimulação elétrica transcraniana com realidade virtual, uma possibilidade para melhor reorganização do cérebro quanto à distorção da autoimagem em indivíduos vítimas dos resultados nocivos do efeito sanfona?

A autoimagem é um tecido emocional sensível presente nas pessoas que buscam tratamento para emagrecer. A percepção que se tem do corpo influencia fortemente a relação do indivíduo consigo mesmo e com seu meio, refletido através da fragilidade de sua autoestima que irradia desfavoravelmente o engajamento no processo de emagrecer e o sofrimento psíquico correlato.

Em muitos programas de emagrecimento, com o foco demasiadamente orientado a perda de peso, a atenção à autoimagem não é absorvido e com isso sofre danos significativos e reincidentes com as constantes oscilações do peso.

Nos transtornos alimentares mais conhecidos como anorexia e bulimia, é mais comum a atenção ao dismorfismo presente nos quadros. No entanto, muitos indivíduos que não preenchem critérios diagnósticos de transtorno alimentares, mas padecem com a presença de traços relevantes de dismorfismo, podendo até preencher critério para diagnóstico de transtorno alimentar atípico, submetem-se a repetidos programas para emagrecimento sem que atentem para esse importante critério, que não deveria ser deixado de fora de quaisquer programas de emagrecimento.

O RAFCAL Reeducação Afeto-Cognitiva do Comportamento Alimentar é um programa terapêutico estruturado para atender aspectos emocionais e comportamentais relacionados ao sobrepeso, obesidade e ao processo de emagrecer. A relação inadequada com a comida, a autoimagem, o ciclo vicioso das compulsões, os sentimentos de culpa e recriminação que prejudicam o processo efetivo de renovação de hábitos, são acolhidos e reconduzidos no processo, promovendo uma percepção diferenciada do modo de aprender do paciente, o que interfere no modo dele comportar-se do mesmo.

É alicerçado sobre 02 pilares: a Reeducação Cognitiva, sob o enfoque da Teoria da Modificabilidade Estrutural, do psicólogo e educador Reuven Feuerstein, e a reeducação afetiva sob o enfoque da psicologia clínica, em diferentes abordagens, já que o RAFCAL propõe um roteiro estruturado, que pode ser acoplado a diferentes linhas terapêuticas, conferindo plasticidade à abordagem, preservando o foco no processo de emagrecer.

O programa tem duas versões: uma individual, com acompanhamento personalizado e sua versão grupos, que reúne pessoas com interesse comum e pode ter sua aplicação em empresas, comunidades, grupos *on-line*.

POR QUE MUITAS PESSOAS, APESAR DE SABEREM O QUE PRECISAM FAZER PARA EMAGRECER, EMAGRECEM, MAS NÃO CONSEGUEM MANTER-SE MAGRAS?

Essa é a interrogação que desde o início é fio condutor do desenvolvimento da metodologia. Entende-se que se um indivíduo experimentou diversas vezes o mesmo efeito depois de repetidas dietas, ou seja, voltar a engordar, é preciso mais que repetir as ações que o levaram ao resultado exitoso do emagrecer, mas vulnerável quanto a manter o peso magro. É preciso rever o processo e analisar o comportamento global da pessoa que viveu a experiência para que se identifique e intervenha nas possíveis falhas ocorridas.

O pilar da Reeducação Cognitiva do programa cuida de reexaminar o percurso; o faz pela perspectiva do aprender a aprender embasando-se nos 12 critérios de mediação propostos na Teoria da Modificabilidade Estrutural, mencionada anteriormente:

- 1 – Intencionalidade e reciprocidade;
- 2 – Transcendência;
- 3 – Significado;
- 4 – Sentimento de competência;
- 5 – Autorregulação e *controle* do comportamento;
- 6 – Compartilhar;
- 7 – Individuação e diferenciação psicológica;
- 8 – Busca e planejamento de objetivos;
- 9 – Desafio;
- 10 – Modificabilidade;
- 11 – Alternativa positiva;
- 12 – Sentimento de pertença.

No pilar da educação cognitiva o enfoque é no aprender. O psicoterapeuta, no papel de mediador, revisa com o paciente toda a rota percorrida, em que, muitas vezes, o paciente executou uma série de metas, tarefas, sem a atenção devida e desconectado do aprendizado, orientado apenas para a meta de emagrecimento e não para o processo de aprender sobre si e seu comportamento alimentar. O paciente passa anos da sua existência repetindo o ciclo, até que perceba, com o auxílio do mediador, que para ter acesso a um novo padrão de ações, um novo caminho é necessário para pensar e agir diferentemente, e terá suporte no método para fazê-lo.

Nesse processo de mediação destaca-se o vínculo terapeuta e paciente, ambiente fértil para o desenvolvimento da empatia favorecendo o aprendizado de nova mentalidade e hábitos.

Da mesma forma que o cérebro em busca de solução para alguma injúria ocorrida pode escolher uma rota ruim (plasticidade mal adaptativa), muitas dietas carregam em si maus hábitos, o paciente opta por uma rota ruim, muitas vezes com restrições excessivas e foco na velocidade do emagrecimento na tentativa de solucionar o problema do excesso de peso, terminam por construir e reforçar maus hábitos, perpetuando o efeito sanfona.

Obedecendo-se aspectos intrínsecos do processo de desenvolver hábitos, adotam-se princípios e regras simples e claras praticadas gradual e sistematicamente no processo de emagrecer e aprender como agir para dar sustentabilidade ao êxito de emagrecimento conquistado.

Os princípios do RAFCAL – O que comer, Quanto comer, Quando comer – associados a regras como substituição, compensação, não repetição, entre outras, favorecem o desenvolvimento da agilidade emocional, auxiliando o paciente a reconhecer seus padrões e hábitos, classificá-los, aceitá-los, para então modificá-los. Num processo que, lincado à psicoterapia, evidenciam-se metacognição, autoconsciência, autorregulação emocional, maturidade psicológica, observando-se o comprometimento com o processo.

Sabe-se que é importante não apenas estimular o cérebro, mas ofertar-lhe um caminho. O Programa RAFCAL disponibiliza uma rota. Análogo a um algoritmo, uma sequência finita de regras, raciocínio e ações executáveis, objetivando obter controle para o problema do efeito sanfona.

Nas três fases do programa: conscientização, habituação e manutenção percorrem-se o caminho, a rota, o processo para o desenvolvimento de novos e saudáveis hábitos.

O pilar da reeducação afetiva do programa utiliza-se da psicoterapia como ferramenta que favorecerá o desenvolvimento dos comportamentos que serão base, fundamento para os hábitos a serem desenvolvidos com o aprender a aprender do pilar de reeducação cognitiva adotada pelo paciente em sua história pregressa.

A ferramenta Avaliação Inicial RAFCAL, que apesar de inicial está presente em todo processo, permite ao clínico e ao paciente uma compreensão ampla das ações desse indivíduo até o ponto que se encontra. Histórico familiar, tratamentos realizados, uso de fármacos, rotinas de exercícios físicos, entre outros. Favorece unir os pontos, valorizar as ações já tentadas, pinçar fatores e ações pregressas que foram efetivas e dar melhor atenção às mesmas, fortalecendo-as no processo.

O fato de o paciente voltar à estaca a zero não necessariamente significa não ter nada a se aproveitar. Em termos de mediação, nos fatores intencionalidade, reciprocidade, clínico e paciente não estão de mãos vazias.

Ainda no processo de reeducação afetiva, adota-se no programa RAFCAL ferramentas como avaliações diversas para extração de conteúdos pertinentes ao comportamento alimentar que muitas vezes não estão acessíveis a percepção do paciente (traços compulsivos, autoimagem distorcida etc.) bem como foco em processos psicológicos básicos como atenção, fundamental para o aprendizado efetivo na construção de hábitos saudáveis.

O RAFCAL é um programa estruturado, com roteiro definido que pode ser acoplado a diferentes linhas psicológicas, abordagens psicoterapêuticas. Respeita não apenas a singularidade do paciente, mas também do clínico que pode manejar o programa RAFCAL no cenário em que melhor se acomoda.

A psicoterapia como recurso de autoconhecimento e transformação pessoal, percorre também no RAFCAL algumas rotas em formato de ferramentas, como a análise das sete áreas de base:

1. Relacionamentos.
2. Profissional.
3. Espiritual.
4. Física.
5. Emocional.
6. Social
7. Financeira.

Tais áreas são investigadas, correlacionadas e desenvolvidas em psicoterapia, promovendo significativa compreensão do estilo de vida do paciente, em fatores relevantes para sua saúde emocional. Nesse cenário, aspectos importantes relacionados com autoestima, necessidades básicas sociais como aceitação, pertencimento são contemplados e desenvolvidos em termos do impacto que a obesidade, o efeito sanfona, os transtornos alimentares trazem a vida cotidiana do paciente, sublinhando-se o contexto vigente reforçado pela cultura das redes sociais como Facebbok, Instagran, Linkedin, entre outros que influenciam na autoimagem e comportamento global do paciente.

Em todo o processo, o paciente é acompanhado quanto a sua evolução de peso através da ferramenta FAP (ficha de acompanhamento de peso) visto o emagrecimento ser habitualmente o motivo da consulta.

Nesse aspecto além da visualização em quilos emagrecidos, da compreensão dos padrões idiossincráticos da perda de peso que são observados, da revisão de "ideais de peso e pesos possíveis", outros fatores significativos estão presentes como diferenciações entre variação e reganho de peso, pesquisa de possíveis dismorfismos que interferem tão significativamente em quaisquer processos de emagrecimento e atenção especial a autoimagem.

Revisão dos pesos conquistados em diferentes fases da vida do sujeito, fracassos, êxitos, períodos de manutenção, são todos fatores contemplados, que produzem uma espécie de síntese do histórico do paciente e seus processos de emagrecer adotados ao longo de seu ciclo vital.

O acompanhamento do peso no processo alinha-se a perspectiva de metacognição em psicoterapia e transcendência em termos de mediação, ou conceitualização em termos de Terapia Cognitivo Comportamental, em que a relação terapêutica tenha como conquista a compreensão do paciente de seu modo de agir, pensar e se comportar incluindo a sua relação com a alimentação em privado e socialmente.

O desenvolvimento da autonomia é uma aquisição fundamental na manutenção dos novos hábitos diferentemente de perpetuar as velhas regras que também perpetuam o efeito sanfona, o objetivo é focar, com atenção e esforço continuados os novos hábitos a fim de que esses se perpetuem.

Relembrando a compreensão de que a psicoterapia como intervenção clínica é capaz de produzir alterações de longo prazo na emoção, na cognição e no comportamento de pacientes porque produzem alterações no padrão de comunicação sináptica do tecido neural.

O RAFCAL é a prática da psicoterapia com ênfase em comportamento alimentar. Sua aplicabilidade em grande maioria destina-se a pacientes com sobrepeso, obesidade grau 1 e 2, embora pacientes com obesidade em graus mais elevados também se beneficiem, especialmente na preparação e condução pré e pós-operatória na cirurgia bariátrica.

Assim, como em psicoterapia não se mede resultados, êxito em números, mas em mudanças que transcendem ao sujeito e interferem no seu estilo de vida e no impacto das suas relações, conferindo-lhes a visibilidade necessária e irrefutável.

No RAFCAL o foco está no processo e na evolução do ser em tratamento. Como o tempo é elemento fundamental em que o aprendizado se desenvolve e as ações se concretizam, foca-se o processo, alternado o foco em diferentes e relevantes pontos como os já observados anteriormente. O objetivo é que o paciente emagreça, enquanto muda. E que suas mudanças propiciem seu emagrecimento sustentável desejado.

A Organização Mundial da Saúde afirma que a obesidade é um dos mais graves problemas de saúde pública. Em 2025 estima-se que 2,3 bilhões de adultos ao redor do mundo estejam acima do peso e 700 milhões de indivíduos com obesidade.

No Brasil a obesidade aumentou 67,8% nos últimos treze anos, saindo de 11,8% em 2006 para 19,8% em 2018.

A obesidade é uma doença crônica que tende a piorar com o passar dos anos, caso o paciente não seja submetido a um tratamento adequado.

O cenário é preocupante e pede direcionamento de ações preventivas e de tratamento. Por ser uma doença crônica de causas multifatoriais, o tratamento multidisciplinar é o caminho mais assertivo.

A Psicologia tem prestado sua contribuição e segue expandindo suas ações com sólido conhecimento científico. Mas a complexidade do cenário social, a proliferação de dietas da moda, promessas de fórmulas milagrosas de emagrecimento rápido e sem esforço, uma poderosa indústria da beleza e juventude eternas, cultura do hedonismo, culto a corpos esculpidos, tornam o desafio ainda maior.

> "Com todo o dinheiro e energia que se perde com perda de peso me pergunto se não há uma supervalorização da mesma. Estratégias de manutenção de peso em longo prazo não seriam muito mais importantes?
>
> Certamente a manutenção de peso é o maior desafio quando se observa a progressão natural da obesidade (...). Perder peso – muito ou pouco – tem um valor limitado se nós negligenciarmos estratégias de manutenção do benefício no longo prazo.
>
> Perda de peso é um sprint, vencer a obesidade é uma maratona. (Informativo Evidências em Obesidade, número 73, janeiro/fevereiro de 2015 – ABESO – Associação Brasileira para os Estudos da Obesidade e Síndrome Metabólica)."

Nesse cenário preocupante e desafiador, é importante reforçar que o estudo da neurociência na atualidade torna-se altamente relevante para compreensão do desenvolvimento de habilidades e contribuições da plasticidade neural e seus impactos nos processos de ensino aprendizagem em diferentes fases do ciclo vital.

E que aprendizagem, memória e emoções se interligam mediante processos de aprendizagem e o cérebro se modifica aos poucos fisiológica e estruturalmente como resultado da experiência.

E, ainda, que o estudo da aprendizagem que une educação e neurociência, investigando os processos de como o cérebro aprende e lembra, desde o nível molecular à celular até as áreas corticais, faz com que as investigações que focalizam o cérebro e seu funcionamento gerem realmente valiosas contribuições.

O desenvolvimento do programa RAFCAL baseou-se nesses fundamentos desde sua origem na década de 90, com as pesquisas e publicações especialmente dos neurocientistas Daniel Goleman e António Damásio.

Em tempo superior a 20 anos de experimentação clínica, o programa RAFCAL registra diversos aspectos positivos.

Talvez o principal seja promover continuamente uma reflexão aprofundada, visando uma mudança de paradigma na forma de perceber e agir psicoterapeuticamente nos processos de emagrecimento. O foco está na relação da pessoa com a alimentação e o corpo e na aquisição consistente de hábitos que possam ser sustentados em longo prazo. E não na velocidade do emagrecimento, tampouco no volume de peso emagrecido.

Outro aspecto diversas vezes observado, não atualmente porque a psicologia e diversas áreas afins têm abordado amplamente a questão psicológica no plano do sobrepeso/obesidade, mas há 20 anos pouco se falava e se produzia a respeito dos aspectos psicológicos intrínsecos ao comportamento alimentar. Livros, textos etc., produzidos nesse processo têm se somado a construção de um arcabouço de conhecimento e contribuição favorável ao cenário da obesidade.

A sistematização do conteúdo, organizado e estruturado em forma de formulários, instrumentos diversos, sínteses, manuais, também pode conferir positividade ao programa porque confere mais visibilidade a conteúdos subjetivos. Isso favorece a compreensão dos pacientes em tratamento e lhes confere engajamento e demonstra com mais nitidez a metodologia aos profissionais das diversas áreas multiprofissionais e interdisciplinares relacionadas que se unem ao tratamento.

Estar em constante desenvolvimento, aprimoramento, confere inovação e consistência ao método que segue em aplicabilidade ininterrupta ao longo dos anos (desde 1999).

Compartilhamento do método em forma de cursos para profissionais da área de psicologia e nutrição, que podem ampliar e fortalecer suas atividades clínicas na área, compartilhando experiências extraídas de ampla atuação clínica com o programa.

O Programa ter várias versões na sua modalidade grupos (RAFCAL *kids*, *teens*, *fitness*, estética, gestante, nutri) pode favorecer a identificação do paciente com os perfis do programa, bem como auxiliar o clínico que vai utilizar a metodologia a ampliar suas abordagens e ter maior alcance e especificidade profissional.

Apesar dos pontos favoráveis atribuídos ao Programa RAFCAL, naturalmente não está isento de fragilidades.

Um aspecto negativo parece ser o fato de o paciente necessitar de cognição e maturação psicológica mais desenvolvidas, para compreender e engajar-se ao processo, o que pode restringir a aplicação em alguns indivíduos.

Outro aspecto negativo pode ser atribuído às características de personalidade do clínico. Maturidade psicológica, estilo de vida, tipo psicológico, empatia, interferirão na forma como realiza a mediação, um aspecto central da metodologia para construção do vínculo (intencionalidade/reciprocidade) entre clínico e paciente visando aderência ao processo, especialmente por exigir tempo mais extenso.

O Programa RAFCAL – Reeducação Afeto Cognitivo do Comportamento Alimentar celebrando os aspectos positivos, respeitando as limitações e comprometido com o contante exame para contínuo aprimoramento, contribui no cenário do sobrepeso/obesidade desde 1999, tendo seguido protocolo de pesquisa junto a Universidade Positivo, Curitiba – Paraná, sob acompanhamento do Conselho Regional de Psicologia 08. E a partir de 2005 sendo multiplicada a metodologia através dos Cursos de Capacitação para psicólogos e nutricionistas num compromisso de contínuo desenvolvimento nas interações profissionais, pacientes.

O Programa RAFCAL em seu conteúdo alcança dois públicos: demonstra-se relevante aos indivíduos com problemas relativos ao sobrepeso, obesidade, que encontram na metodologia uma possibilidade para a confrontamento do efeito-sanfona, quanto para profissionais da saúde, psicólogos e nutricionistas, que dispõem da metodologia em sua instrumentalização clínica para intervenção no combate a mesma: a complexa obesidade e suas interfaces.

EPÍLOGO

Minha história com o comportamento alimentar começou ainda na faculdade, ao mesmo tempo em que iniciava a trajetória acadêmica com a psicologia, também dava o *start* em minha experiência com a psicoterapia e o acompanhamento nutricional. Era o início de minha vida adulta e minha relação com a comida passava por instabilidades. Uma vida nova começara há pouco, para uma jovem vinda do interior. Excessos, alguns abusos, desconhecimento de boas práticas alimentares e algumas dificuldades na gestão das próprias emoções davam o tom das necessidades que eu precisava superar.

Ao mesmo tempo em que eu avançava no conhecimento científico da psicologia, desfrutava da evolução do meu processo terapêutico e aplicava os novos conhecimentos em nutrição recém-adquiridos no meu cotidiano.

No percurso de 5 anos fui colhendo os frutos desse processo e alcancei uma relação mais saudável com o corpo, a comida e a vida que levava.

Era final dos anos 1990 e a esperada formatura, iminente.

Tinha muita coisa acontecendo na época. Ayrton Senna, em 1991, conquista o tricampeonato mundial. Olímpiadas de 1992, em Barcelona, Copa do Mundo em 1994 e o Brasil tetracampeão.

Também em 1994 o Japão lança o Playstation e em 1995 é vez da Microsoft lançar o Windows 95. E o primeiro celular, modelo Motorola PT-550, o famoso *tijolão* foi lançado em 1990 no Brasil.

Ainda em 1995 nasce a ovelha Dolly, primeiro processo de clonagem de um mamífero. É criado o primeiro DVD e lançado em 1997.

A popularização da Internet veio no final da década de 1990. Em 1998 nasce a empresa Google e chega o Windows 98.

Em 1994 chega ao fim o Apartheid, na África do Sul, e em 1993 Nelson Mandela ganha o Nobel da Paz.

Em 1995 é eleito Fernando Henrique Cardoso como presidente do Brasil, e em 1994 tem início o Plano Real na tentativa de controlar a massacrante inflação no Brasil. Em 1999 me formava psicóloga pela Universidade Tuiuti do Paraná, e tinha pressa na construção da minha carreira. Mas não era uma pressa negativa, era mais um compromisso com a necessidade de fazer dar certo.

Apropriei-me daquilo que vivenciei no percurso da faculdade quanto ao meu processo pessoal. Passei a estudar ainda mais intensamente o tema comportamento alimentar e suas conexões e esbocei um plano de trabalho. Não havia dúvida: estava decidida a encontrar as pessoas que precisassem de ajuda na sua relação com seus corpos e a comida, e sabia o que fazer para ajudar.

Naquela época, como descrito anteriormente, nesse breve recorte do contexto tecnológico, as facilidades quanto ao acesso à informação não eram tantas assim. A história é longa, por isso vou me ater ao nascimento do RAFCAL.

Muito longe das facilidades de hoje, a busca por material teórico analógico, físico, para edificação teórica do Método exigiu bastante esforço, e a parte de divulgação precisou contar com as habilidades que eu mesma possuía. A assessoria de *marketing* não era tão acessível. Tive que me virar.

Como a escrita esteve sempre no campo das minhas paixões, escrevi o texto do primeiro *folder*, assim chamado na época para divulgação do trabalho. Está bem preservado hoje nos arquivos da Psicobela Saúde Emocional Beleza Integral e Qualificação Técnica que seria, mais tarde, a minha Clínica (www.psicobela.com.br). Antes disso atendi clinicamente em diversos espaços físicos em colaboração com outros colegas.

Criei o *folder* e saí divulgando porta a porta em estabelecimentos afins, como lojas de produtos naturais, restaurantes, consultórios médicos e de nutrição etc. Também levei o conteúdo como sugestão de matéria em rádios e TV. Participei de diversas entrevistas em TV e rádio sobre o tema e comecei a receber meus primeiros pacientes. Aos poucos minha agenda se preenchia e eu aplicava clinicamente as estratégias elaboradas para abordar o comportamento alimentar.

Com um misto de alegria e espanto, liguei para um colega de faculdade, Marcos Meier, e compartilhei com ele o que estava acontecendo. Éramos amigos desde o primeiro dia da faculdade, e foi ele que lançou luz sobre a nossa conversa, observando que eu estava fazendo algo muito especial. Comentou que o meu trabalho estava em consonância com a mediação, teoria da educação a qual ela vinha se dedicando a estudar e se capacitar, e me aconselhou a escrever sobre isso.

E assim escrevemos juntos *Psicologia do Emagrecimento* – Revinter, 2004. No livro o método foi batizado RAFCAL.

Embora nossas carreiras tivessem rotas distintas, Marcos se tornou um eminente palestrante, educador, escritor, especialista destacado na teoria da mediação. Nossa amizade nos manteve próximos e, mais tarde, a seu convite, eu o substituiria como comentarista de comportamento, num programa de Rádio na Transamérica Light Curitiba, que perdurou por mais de 10 anos. Ricas experiências. Mais uma vez estamos juntos nessa terceira edição.

Mas a história com o RAFCAL ainda tinha novos capítulos. E entrou em cena outro amigo, Roberte Metring, excelente psicólogo e escritor, que me disse em claro e bom som, enquanto eu partilhava com ele os caminhos que vinha trilhando.

"- Maria Marta, não é mais possível guardar essa experiência contigo. Hora de multiplicar, dividi-la com outros profissionais."

Foi então que, em 2005, realizei para psicólogos a primeira edição do Curso de Capacitação no Método RAFCAL e outras edições mais tarde se abriram para nutricionistas.

Profissionais de diversos estados do Brasil se capacitaram na metodologia em edições posteriores e a replicam em seus consultórios. Construíram novas abordagens e amplificaram seu trabalho na área. São centenas de milhares de profissionais que tive a honra de trocar experiências com o Método.

Os cursos receberam reiteradas vezes o *feedback* de divisor de águas na prática de profissionais que atuam na área. Muitos deles se tornaram parceiros, colaboradores de ações voltadas às boas práticas em comportamento orientadas ao tratamento do sobrepeso/obesidade.

O RAFCAL foi notícia em diversos veículos de comunicação. *Sites*, revistas e também insumo para outros livros sobre comportamento alimentar.

E o que é mais importante, o RAFCAL nasceu para auxiliar pessoas com dificuldades especiais na travessia e superação de obstáculos na sua relação com seus corpos e a alimentação. E não de uma maneira fragmentada, mas íntegra. Da pessoa, por inteiro. Ver que tudo que foi pensado, testado, utilizado, se tornou fonte transformadora de vidas, vale muito a pena.

Valeria, se tivesse modificado a vida de uma pessoa, mas, é bem verdade, tocou favoravelmente a vida de milhares delas por todos esses anos.

Que a Psicologia e as demais áreas da saúde sigam realizando o essencial e tocando o intangível. Que ao tratar a alma não percam de vista o corpo, nem negligencie a alma, ao cuidar apenas do corpo. Somos inteiros. Se miramos em só um lugar em nós, ainda assim acertamos a gente toda.

Maria Marta Ferreira

REFERÊNCIAS

BIBLIOGRAFIA
BARTOSZECK, A. B. Neurociência na Educação. Disponível em: https://neuroconecte.com/wp-content/uploads/2023/03/Neurociencias_na_Educacao.pdf
BELMONTE, T. Emagrecimento não é só dieta. 4. ed. São Paulo: Ágora, 1986.
BONI, M., WELTER, M. P. Neurociência Cognitiva e Plasticidade Neural: Um Caminho a ser Descoberto. Revista Saberes e Sabores Educacionais, v. 3, p. 139-149, 2016. Disponível em: http://eventos.seifai.edu.br/eventosfaidados/artigos/semic2016/391.pdf
BRANDEN, N. Autoestima e os seus seis pilares. 5. ed. São Paulo: Editora Saraiva, 2000.
BRIGGS, D. C. A autoestima do seu filho. 2. ed. São Paulo: Martins Fontes, 2000.
CALLEGARO, M. M., LANDEIRA-FERNANDEZ, J. Pesquisas em neurociência e suas implicações na prática psicoterápica. In A. V. Cordioli (Ed.), Psicoterapias: Abordagens atuais. 3. ed. Porto Alegre: ArtMed, 2007. P. pp. 851-872
CEMEP. Ensaios Organizados pelo Centro Marista de Estudos e Pesquisas. Educação em revista. São Paulo: Edições Loyola, ABEC, 2000.
CONSENSO LATINO-AMERICANO SOBRE OBESIDADE. Disponível em: www.abeso.org.br.
COSENZA, R. M. Fundamentos de neuroanatomia. Edição Revista. Rio de Janeiro: Guanabara Koogan, 1990.
DAMÁSIO A. O Erro de Descartes. Editora Companhia das Letras, 2004.
DAMÁSIO, A. R. O erro de Descartes: emoção, razão e o cérebro humano. São Paulo: Companhia das Letras, 1994.
DETHLEFSEN, T., Dahlke, R. A doença como caminho. São Paulo: Cultrix, 1983.
DSM-5 Manual Diagnóstico e Estatístico de Transtornos Mentais. 5. ed. Artmed, 2014.
FERNANDES, F., LUFT, C. P., GUIMARÃES FM. Dicionário brasileiro Globo. 50. ed. São Paulo: Globo, 1998.
FERREIRA, M. M., MEIER, M. Psicologia do Emagrecimento. Rio de Janeiro: Editora Revinter, 2004.
FERREIRA, M. M. Emagrecimento Sustentável: O Desafio de Manter-se Magro(a). Editora Juruá, 2009.
FEUERSTEIN, R. Instrumental enrichment. Glenview Illinois: Scott, Foresman and Company, 1980.
GOLEMAN, D. Foco, Atenção e Seu papel Fundamental para o Sucesso. Editora Objetiva, 2013.
GOLEMAN, D. Inteligência emocional. 42. ed. São Paulo: Objetiva, 1995.
GOLLEMAN, D. Inteligência Emocional. Editora Objetiva, 1996.
GOMES, C. M. A. Feuerstein e a construção mediada do conhecimento. Porto Alegre: Editora ARTMED, 2002.
HIRSCHMAN, J. R, Munter C. Adeus às dietas: como superar a compulsão alimentar num mundo cheio de comida. 2. ed. São Paulo: Editora Saraiva, 1992.
ABESO (Associação Brasileira para o Estudo da Obesidade e Síndrome Metabólica). Diretrizes. Disponível em: https://abeso.org.br/diretrizes/

REFERÊNCIAS

ABESO (Associação Brasileira para o Estudo da Obesidade e Síndrome Metabólica). Mapa da obesidade. Disponível em: https://abeso.org.br/obesidade-e-sindrome-metabolica/mapa-da-obesidade/

COUTINHO, W. Consenso Latino-Americano de Obesidade. Arq Bras Endocrinol Metab. v. 43, n. 1, 1999Disponível em: https://www.scielo.br/scielo.php?script=sci_arttext&pid=S0004-27301999000100006

KIYOSAKI, R. T., LECHTER, S. L. Pai rico pai pobre. 19. ed. Rio de Janeiro: Editora Campus, 2000.

LARK, S. M. TPM, a tensão pré-menstrual. São Paulo: E. Cultrix, 2001.

LEMOS. Educação afetiva – porque as pessoas sofrem no amor. 3. ed. São Paulo: Lemos Editorial, 1994.

LOWEN, A., LESLIE, L. Exercícios de bioenergética. São Paulo: Editora Ágora, 1977.

MEIER, M., GARCIA, S. Mediação da Aprendizagem, Contribuições de Feuerstein e Vygotsky. Curitiba, 2007.

RIMM, D. C, MASTERS, J. C. Terapia comportamental – técnicas e resultados experimentais. São Paulo: Ed. Manole Ltda, 1983.

ROTH, G. Carência afetiva e alimentação – uma questão delicada. São Paulo: Saraiva, 1993.

SAGGIORO, K. Emagrecer – soluções práticas. São Paulo: Editora Fundamento, 2002.

SALGADO, J. M. Previna doenças – faça do alimento o seu medicamento. 5. ed. São Paulo: Madras, 2000.

SERAFINI, C. Medicina para os nossos dias. Caxias do Sul: Ed. EDUCS, 1981.

WEISS, E., ENGLISH, O. Medicina psicossomática. Rio de Janeiro: Ed. Guanabara Koogan, 1946.

WITTIG, A. F. Psicologia geral. Rio de Janeiro: McGraw-Hill, 1981.

SITES RECOMENDADOS

WWW.ABESO.ORG.BR Site da Sociedade Brasileira para o Estudo da Obesidade. Sociedade multidisciplinar que pretende desenvolver e disseminar o conhecimento no campo da obesidade e promover o contato entre as pessoas interessadas no assunto.

WWW.CASADASDIETAS.COM.BR Site da Casa das Dietas em Curitiba, PR.

WWW.CDCP.COM.BR Site oficial do Centro de Desenvolvimento Cognitivo do Paraná – Centro autorizado por Feuerstein na região Sul do Brasil. Supervisionado pelo pesquisador David Sasson.

WWW.CFN.ORG.BR Site do Conselho Federal de Nutricionistas.

WWW.CRN3.ORG.BR Site do Conselho Regional de Nutricionistas do Paraná.

WWW.CRPPR.ORG.BR Site do Conselho Regional de Psicologia do Paraná.

WWW.EPUB.ORG.BR/NUTRIWEB/Uma Revista Eletrônica sobre Nutrição/Destinada ao público em geral e profissionais de saúde. O Grupo EPUB é sediado pelo Núcleo de Informática Biomédica da Universidade Estadual de Campinas.

WWW.GOOGLE.COM Site de busca. Encontre outros sites relacionados a emagrecimento, psicologia ou saúde digitando palavras específicas que queira encontrar na internet.

WWW.ICELP.ORG Site oficial do International Center of Enhancement of Learning Potential de Reuven Feuerstein, autor da Teoria da Modificabilidade Estrutural Cognitiva.

WWW.MARCOSMEIER.COM.BR Site do autor professor Marcos Meier.

WWW.POL.ORG.BR Site do Conselho Federal de Psicologia e dos Conselhos Regionais. (Psicologia on Line).

WWW.PSICOBELA.COM.BR Site oficial da autora Dra. Maria Marta Ferreira com orientações e informações a respeito da Psicologia do Emagrecimento.

WWW.PSIQWEB.MED.BR Site com informações na área psiquiátrica.

WWW.REVINTER.COM.BR Site da editora Revinter. Psicologia do Emagrecimento.

WWW.SAUDE.ABRIL.COM.BR Site da revista Saúde!

WWW.USDA.GOV Site do Departamento de Agricultura dos Estados Unidos. Autor da Pirâmide Alimentar.

ÍNDICE REMISSIVO

A
ABESO, 14
Adaptação
   mediação da busca da, 53
Afetividade, 10,13
   na obesidade, 13
Alternativa otimista
   escolha pela, 54
Amígdala, 19,47,49
   cerebral, 19
   formato da, 19
   papel da, 19
Apetite
   inibidores de, 7,8
Aptidões
   cognitivas, 54
   comportamentais, 55
   emocionais, 54
Áreas
   de base
      exame subjetivo das, 41
      emocional, 41
      espiritual, 42
      financeira, 43
      física, 41
      profissional, 43
      relacional, 41
      social, 43
Autonomia
   emocional, 3

B
Bipolar
   transtorno, 16

C
Calorias
   ingestão de, 37,62
Cérebro
   emocional, 19
   pensante, 19
   racional, 19
Cirurgia
   bariátrica, 9,71
Comer
   compulsivo, 9
   o que, 69
   quando, 69
   quanto, 69
Compartilhar
   ato de, 28,52
      mediação do, 28,52
Competência
   sentimento de, 27,52
   mediação do, 27,52
Complexo
   de perfeição, 17
Comportamento
   alimentar
      emoções e, 61
      reeducação afeto-cognitiva do, 33-44
Compulsão
   ataque de, 5,19
Crianças
   obesas, 2

D
Depressão
   sintomas de, 2
Descontrole alimentar, 14
Diário alimentar, 37

Diferenciação
  psicológica, 29,53
  mediação da individuação e, 29,53
DNA
  decodificação do, 22
Doença
  multifatorial, 5

E
Emoção(ões)
  complexidade das, 12
    fixadores da memória, 19
  primárias, 19
  rejeitada, 59
  secundárias, 19
Entrevista
  inicial, 35
Espelho
  aceitação, 17
Estômago
  redução de, 9
Exame
  subjetivo das áreas de base, 41
Experiências
  compartilhando, 44

F
Fome
  fisiológica, 9
  psicológica, 9

G
Gordo
  ou magro, 6, 48

H
Hiperalimentação, 8
Hipertensão
  arterial, 21
Hormônios
  tireoidianos, 7

I
Imagem
  corporal, 36
Inibidores de apetite, 7
Inteligência
  emocional, 54
    aptidões
      cognitivas, 54
      comportamentais, 55
      emocionais, 54

Intencionalidade
  parâmetro da, 51

L
Lista
  de metas, 44

M
Mediação
  da alternativa otimista, 31
  da autorregulação, 28
  da busca, 29
  da consciência, 30
  da individuação, 29
  do sentimento de competência, 27
  do sentimento de pertença, 31
  do significado, 25
    desafio, 51
Memória
  fixadores da memória, 19
    emoções, 19
Metas
  estabelecimento de, 44
    geração de um plano pessoal, 44

N
Neocórtex, 19,46

O
Obesidade
  lógica na, 5-20
  afetividade, 13
  as emoções, sentimentos – a afetividade, 10
  complexo de perfeição, 17
  controle na reeducação alimentar, 14
  emoção rejeitada, 15
  IMC, 8
  peso e, 1
Objetivos
  alcance dos, 29
    mediação do, 29
    planejamento, 29
    mediação do, 29
Olhos
  comer com, 1
OMS, 2

P
Parâmetros
  intencionalidade, 51
  transcendência, 51
  significado, 51

Perfeição
   complexo de, 17
Pertença
   sentimento de, 31
   mediação do, 54
Programa de reeducação afeto-cognitiva do comportamento alimentar, 33
Psicologia, 38
   clínica, 67
   social, 46
Psicoterapeuta, 23
   doze parâmetros para ação do, 23
   intencionalidade e reciprocidade, 24
   significado, 25
   transcendência, 25

R
RAFCAL, 3
   ação do, 34
   duração do tratamento, 44
   introdução ao, 21-22
   programa, 23, 33, 35
      estágio da reeducação afetiva do, 39

Reeducação
   afeto-cognitiva, 33-44
   alimentar, 14
      controle na, 14
   cognitiva, 34
   afetiva, 34

S
Sentimento de competência, 27
   mediação do, 27,52
Sentimento de pertença, 54
   mediação do, 31,54
Sistema
   límbico, 19, 46
Situações novas e complexas, 29,53

T
Teoria da modificabilidade estrutural cognitiva, 23
Terapêutica psicológica, 45-63
Transtorno bipolar, 16

V
Visão psicossomática, 5